U0024874

感恩致謝

【感謝購買】：向購買及推廣的朋友們說聲謝謝，我們會繼續努力。

【致敬醫療】：向台灣辛勞的醫療人員致敬，希望這本漫畫能為大家帶來歡笑，也讓民眾了解基層醫療的酸甜苦辣。

【感謝指導】：感謝馬肇選教授、陳快樂司長、黃榮村院長、醫療界及動漫界師長們的指導。

【感謝校稿】：感謝老爸、洪大和何錦雲等人協助校對。

【感謝刊登】：感謝《國語日報》、《中國醫訊》、《桃園青年》、台北榮總《癌症新探》、《台灣精神醫學通訊》和《聯合元氣網》等處曾刊登連載《醫院也瘋狂》。

【感謝動畫】：感謝無厘頭動畫和奈櫻協助製作醫狂動畫。感謝無厘頭動畫、藍清風和穆怡怡幫忙動畫配音。

【感謝翻譯】：感謝神獸、愚者學長和華九等人協助日文版翻譯。

【感謝單位】：感謝白象文化、開拓動漫、千業影印和先施印刷等單位幫忙。

【感謝幫忙】：感謝空白、芯仔、米八芭、藥師丸、費子軒、奈櫻、籃寶、土撥、哲哲、大東導演、尹嘉、蔡姊、莊富崚、艾利、815、碩頂、小雨醫師、不點醫師、阿毛醫師、篠舞醫師、曾建華老師和湯翔麟老師等人的幫忙。

【感謝同仁】：感謝婷婷、艾珍和怡之一起在雷亞診所打拼。

【感謝親友】：最後要感謝我的家人及親朋好友，我若有些許成就，來自於他們。

團隊榮耀

【榮耀】：2013 台灣第一部本土原創醫院漫畫（第 1 集）

2013 榮獲文化部藝術新秀

2014 新北市動漫競賽優選

2014 文創之星全國第三名及最佳人氣獎

2014 「金漫獎」入圍（第 1 集）

2015 「金漫獎」入圍（第 2、3 集）

2015 同名主題曲「醫院也瘋狂」動畫達百萬人次觸及

2016 「金漫獎」首獎（第 4 集）

2016 林子堯醫師當選「台灣十大傑出青年」（文化領域）

2015-2021 六度榮獲「文化部中小學優良課外讀物」

【參展】：2014 日本手塚治虫紀念館交流

2015 日本東京國際動漫展

2015 桃園藝術新星展

2015 桃園國際動漫大展

2015 亞洲動漫創作展 PF23

2016 桃園國際動漫大展

2016 台北國際書展

2017 台中國際動漫博覽會

2017 義大利波隆那兒童書展

2018 桃園國際動漫大展

2018 法國安古蘭國際漫畫節

2021 台中國際動漫博覽會

2015-2022 開拓動漫祭 FF25-FF38

中醫：馬肇選教授、李松儒醫師、張哲銘醫師

古智尹醫師、楊凱淳醫師、武執中醫師

牙醫：康培逸醫師、蕭昭盈醫師、李孟洲醫師

留駿宇醫師、周瑞凰醫師、邱于芬醫師

護理：王庭馨護理師、劉艾珍護理師、謝玉萍主任

鍾秀雯護理師、林品潔護理師、黃靜護理師

陳小Q護理師、蘭惠婷護理師、陳宜護理師

孫郁雯護理師

藥師：王怡之藥師、米八芭藥師、陳俊安藥師

蔡恬怡藥師、張惠娟藥師、李懿軒藥師

林秀菁藥師、劉信伶藥師、李彥輝藥師

巫宜潔藥師

營養師：楊斯涵營養師

心理師：馮天妏心理師、林昱文心理師、鍾秀華心理師

劉瑞楨心理師

獸醫：余佩珊獸醫師、余育慈獸醫師

社工：羅世倫社工師

職能治療師：游雯婷治療師、張瑋蒨治療師

感謝醫療顧問

精神科：所有指導過我的師長及同仁（太多了放不下）
小兒科：蘇泓文醫師、黃宣邁醫師
家醫科：李育霖主任、彭藝修醫師、林義傑醫師、林宏章醫師
腎臟科：張凱迪醫師、胡豪夫醫師
皮膚科：鄭百珊醫師、王芳穎醫師、陳逸懃醫師
腸胃科：賴俊穎主任、劉致毅醫師、陳欣昕醫師
麻醉科：沈世鈞醫師
感染科：陳正斌醫師、王功錦醫師
心臟科：徐千彝醫師、陳慶蔚醫師
婦產科：施景中醫師、張瑞君醫師、林律醫師
泌尿科：蔡芳生院長、彭元宏主任、蕭子玄醫師、杜明義醫師
復健科：吳威廷醫師、沈修聿醫師、張竣凱醫師
放射科：卓怡萱醫師、陳佾昌醫師
胸腔內科：許政傑醫師、許嘉宏醫師
整形外科：黃柏誠醫師、李訓宗醫師
耳鼻喉科：翁宇成醫師、徐鵬傑醫師、曾怡凡醫師
神經內科：王威仁醫師、蔡宛真醫師、林典佑醫師
莊毓民副院長
新陳代謝科：王舜禾醫師、黃峻偉醫師
風濕免疫科：周昕璇醫師
外科：林岳辰醫師、羅文鍵醫師、洪浩雲醫師
眼科：吳澄舜醫師、洪國哲醫師、羅嬅泠醫師
吳立理醫師
骨科：周育名醫師、朱宥綸醫師
急診：蔡明達醫師、穆函蔚醫師

推薦序（黃榮村）

善良熱情的醫師才子

子堯對於創作始終充滿鬥志和熱情，這些年來他的努力逐漸獲得大家肯定，他獲得文化部藝術新秀、文創之星競賽全國第三名和最佳人氣獎、入圍台灣漫畫最高榮譽「金漫獎」、還被日本譽為是「台灣版的怪醫黑傑克」，相當厲害。他不斷創下紀錄、超越過去的自己，並於2016年當選「台灣十大傑出青年」，身為他過去的大學校長，我與有榮焉。

他出版的本土醫院漫畫《醫院也瘋狂》，引起許多醫護人員共鳴。我認為漫畫就像是在寫五言或七言絕句，一定要在短短的框格之內，交待出完整的故事，要能有律動感，能諷刺時就來一下，最好能帶來驚奇，或最後來一個會心的微笑。

醫學生在見習和實習階段有幾個特質，是相當符合四格漫畫特質的：包括苦中作樂、想辦法紓壓、培養對病人與周遭事物的興趣及關懷、團隊合作解決問題、對醫療體制與訓練機制的敏感度且作批判。

子堯在學生時，兼顧專業學習與人文關懷，是位多才多藝的醫學生才子，現在則是一位對人文有敏銳觀察力的精神科醫師。他身懷藝文絕技，在過去當見習醫學生期間偶試身手，畫了很多漫畫，幾年後獲得文化部肯定，頗有四格漫畫令人驚喜的效果，相信日後一定會有更多令人驚豔的成果。我看了子堯的四格漫畫後有點上癮，希望他日後能成為醫界一股清新的力量，繼續為我們畫出或寫出更輝煌壯闊又有趣的人生！

黃榮村

前中國醫藥大學校長

前教育部部長

考試院院長

推薦序（陳快樂）

才華洋溢的熱血醫師

在我擔任衛生署桃園療養院院長時，林子堯醫師是我們醫院的住院醫師，身為林醫師的院長，我相當以他為傲。林醫師個性善良敦厚、為人積極努力且才華洋溢，被他照顧過的病人都對他讚譽有加，他讓人感到溫暖。林醫師於行醫之餘仍繫心於醫界與台灣社會，利用有限時間不斷創作，迄今已經出版了多本精神醫學衛教書籍、漫畫和繪本，而《醫院也瘋狂》系列漫畫，更是受到大家的喜愛，連我和我的孫女都常看到廢寢忘食、愛不釋手。

《醫院也瘋狂》利用漫畫來道盡台灣醫護的酸甜苦辣、悲歡離合及爆笑趣事，讓醫護人員看了感到共鳴，而民眾也感到新奇有趣。林醫師因為這系列相關作品，陸續榮獲文化部藝術新秀、文創之星大賞與金漫獎首獎，相當令人讚賞。現在他更當選全國十大傑出青年，並擔任雷亞診所的院長，非常厲害。

另外相當難得的是，林醫師還是學生時，就將自己的打工所得捐出，成立「舞劍壇創作人」，每年舉辦各類公益文創活動及競賽，來鼓勵台灣青年學子創作，且他一做就是十七年，現在很少人有如此高度關懷社會文化之熱情。如今林醫師出版了這本有趣又關心基層醫護人員的漫畫，無疑是讓林醫師已經光彩奪目的人生，再添一筆風采。

陳快樂

前心理及口腔健康司司長

前衛生福利部桃園療養院院長

七刷回顧感謝序（雷亞）

我從小就很喜歡漫畫，常常一下課或放假就窩在圖書館看漫畫，當時看了許多台灣本土漫畫，如葉宏甲大師的《諸葛四郎》、劉興欽大師的《機器人》與《大嬸婆與阿三哥》等，讓我受益良多，原來可以利用漫畫這麼有趣的方式來說故事。之後陸續迷上了日本的漫畫，如手塚治虫大師的《怪醫黑傑克》與《原子小金剛》、藤子不二雄大師的《小叮噹（哆啦A夢）》等，開啟了我拜讀各家漫畫的「取經之旅」。也因為熱愛漫畫，所以國小常在課本上塗鴉，國文課本上的古人常被我畫成怒髮衝冠的戰士或俠客，被老師看到還被唸了幾句，但這依舊無法遏止我對漫畫的熱情。

後來讀國中時認識了好友阿官，他畫了班上同學的漫畫《十七班英雄傳說》，激勵了我的創作意念，因此自己也開始畫各式各樣的塗鴉，這也是一位「素人漫畫家」的人生開端，也是條「快樂的不歸路」。後來考上了中國醫藥大學醫學系之後，自己便開始畫班上同學生活的點點滴滴，非常感謝當初支持我的同學們。大學五年級時，開始進入醫院當見習醫學生，除了常常搞出些無厘頭的事情之外，處處所見皆是驚奇與新鮮。我開始利用醫院見習忙碌之餘，提筆畫下這些有趣好笑的醫院見聞。

後來很幸運蒙《中國醫訊》主編—陳于媯總編的賞識，邀請我在醫院刊物《中國醫訊》上連載漫畫，刊登之初，我很擔心醫院大家會不會喜歡我的漫畫，深怕「傷到大家眼睛」。想不到後來廣受好評，大家都覺得新奇有趣，因此我越畫越多，連載了好一陣子，之後因為要到台大醫院實習，連載也才畫下句點。這些連載就是《醫院也瘋狂》的前身。

後來忙碌的實習和住院醫師生活，讓我很少有時間畫圖（光是不要過勞死就很了不起了！）在一次偶然的因緣際會下，我看到文化部舉辦藝術新秀選拔活動，我不知道哪裡來的勇氣，就把當年連載一疊又一疊的漫畫原稿寄去參賽了，結果沒想到最後竟然獲選了！文化部部長還特別請我要穿白袍出席記者會。當初提筆之際，萬萬沒想到在多年後會開花結果，人生的際遇與緣份真的很奇妙！

得獎之後，為求精益求精，我找了漫畫家好友—兩元（梁德垣）開始一起創作，希望能為大家帶來更好的漫畫作品。如今十年過去，《醫院也瘋狂》漫畫目前已經出版到第12集，其中第一集漫畫也已經七刷並銷售一萬本以上了，以台灣漫畫來說算是相當亮眼的「成績單」。非常感謝大家的熱情支持。希望大家在看漫畫開心之餘，也能學習到正確的醫學知識，還有理解台灣基層醫護人員的辛勞。飲水須思源，在此謹向所有幫助過我們的人表示感謝、再感謝！

人物介紹

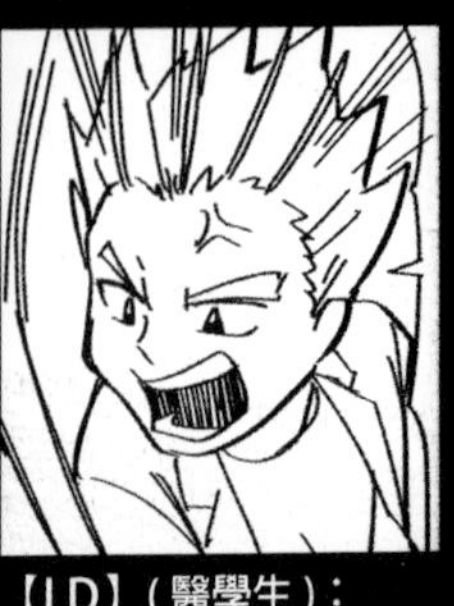

【LD】（醫學生）：
雷亞室友，帥氣冷酷，總是很淡定的看著雷亞做蠢事，頭髮具有偵測能力。

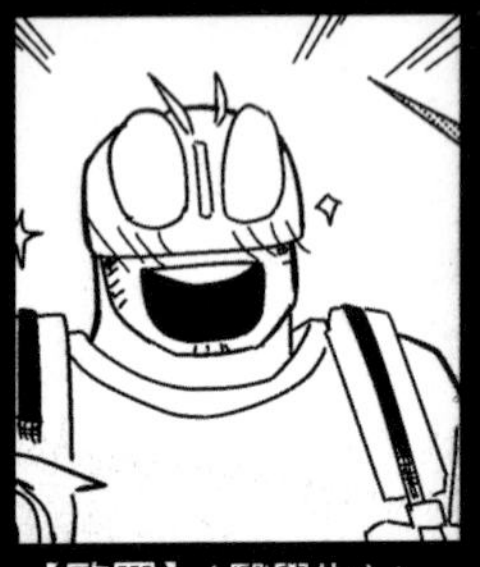

【歐羅】（醫學生）：
虎背熊腰、力大如牛、個性魯莽，常跟雷亞一起做蠢事，喜歡假面騎士。

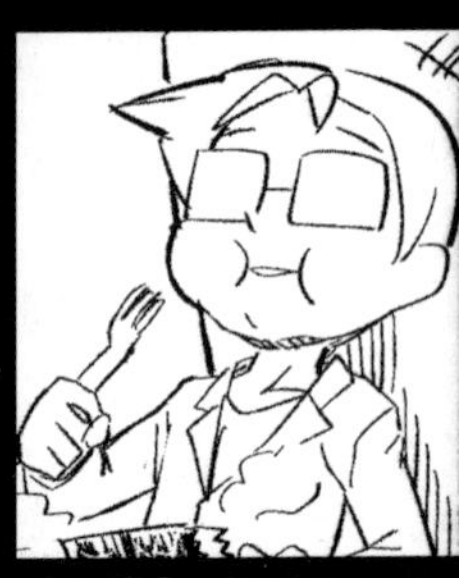

【雷亞】（醫學生）：
本書主角，天然呆、無腦又愛吃，喜歡動漫和電玩。

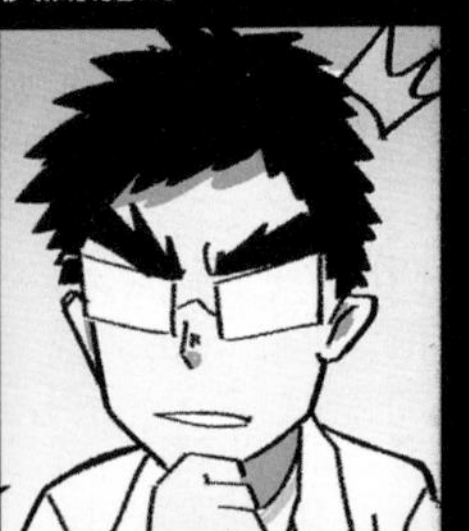

【政傑】（醫學生）：
雷亞室友，正義感強烈、個性豪爽，鐵拳無敵，生氣時會變身。

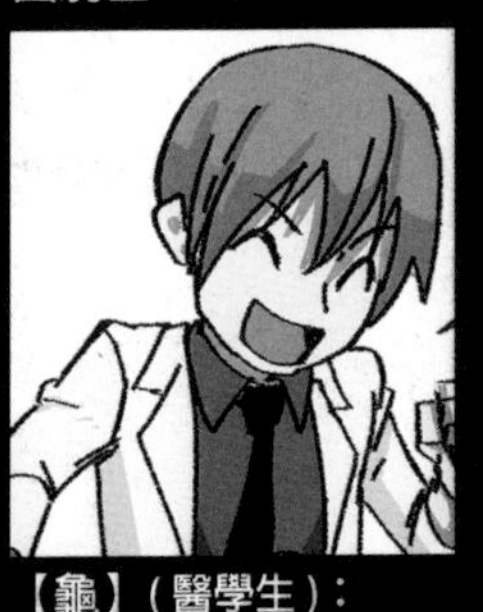

【龜】（醫學生）：
總是笑咪咪迎人。運動全能特別熱愛排球，個性溫和有禮貌。

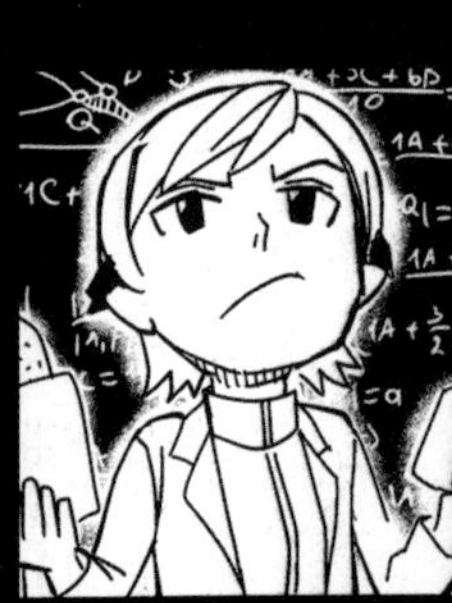

【歐君】（醫學生）：
聰明伶俐又古靈精怪，射飛鏢很準，身手矯健。

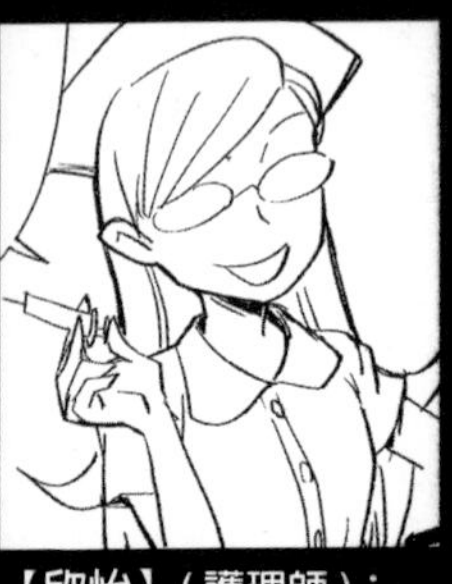

【欣怡】（護理師）：
資深護理師，個性火爆，照顧學妹，不怕惡勢力，針法精湛。

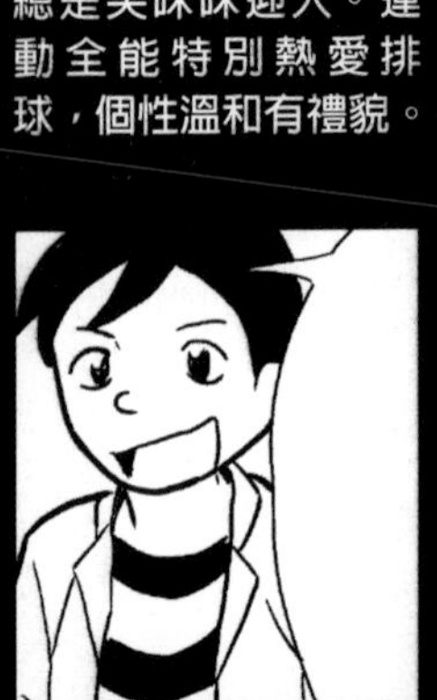

【周哥】（醫學生）：
足智多謀，電腦天才，喜歡問謎題和益智問答。

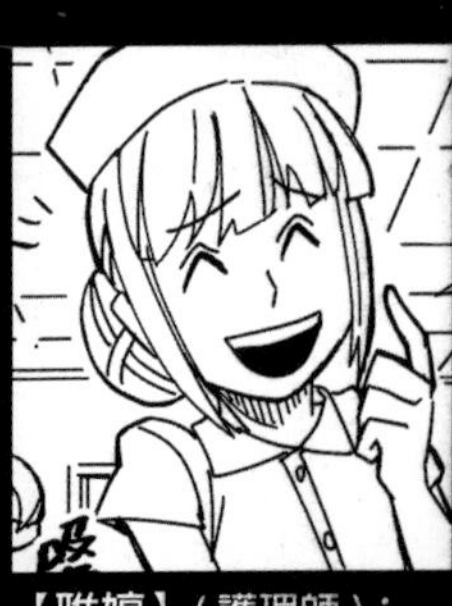

【雅婷】（護理師）：
菜鳥護理師，個性內向溫和，喜愛閱讀，熱衷於提倡環保。

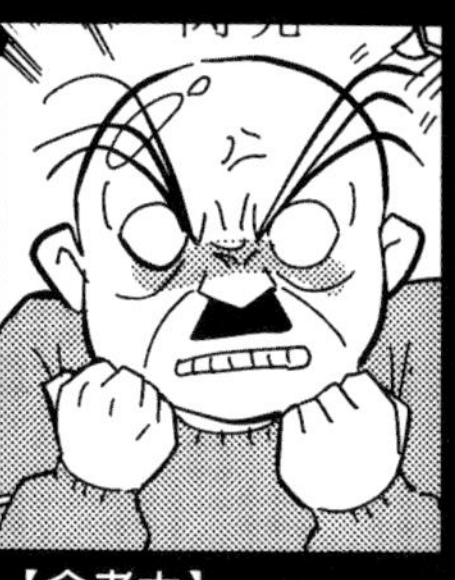

【金老大】：
院長，個性喜怒無常、滿口醫德卻常壓榨基層醫護人員。年輕時是台灣外科名醫。

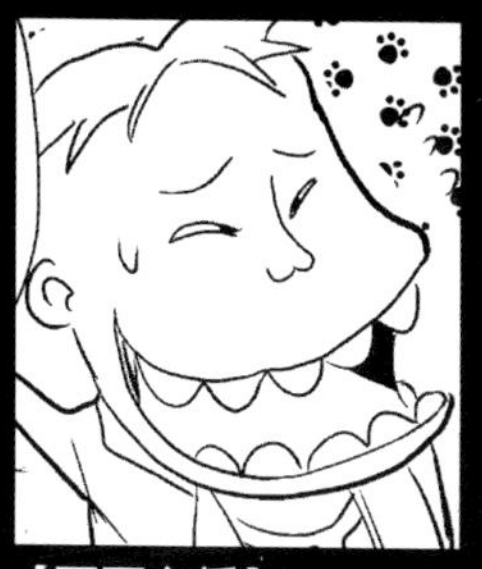

【丁丁主任】：
醫院外科部主任，每日酗酒、舌燦蓮花、對病人常漠不關心。

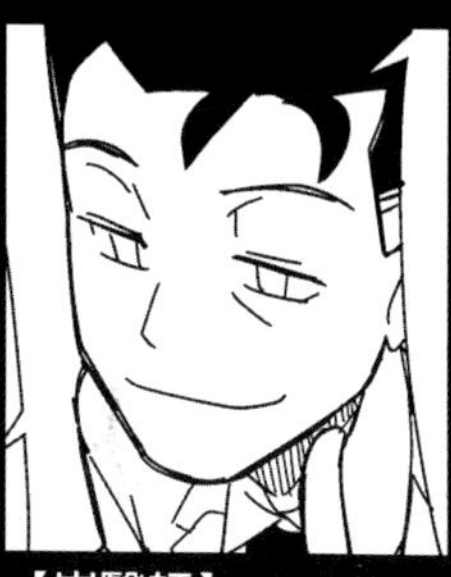

【崔醫師】：
精神科主任，沉穩內斂、心思縝密、具有看穿人心的蛇眼。

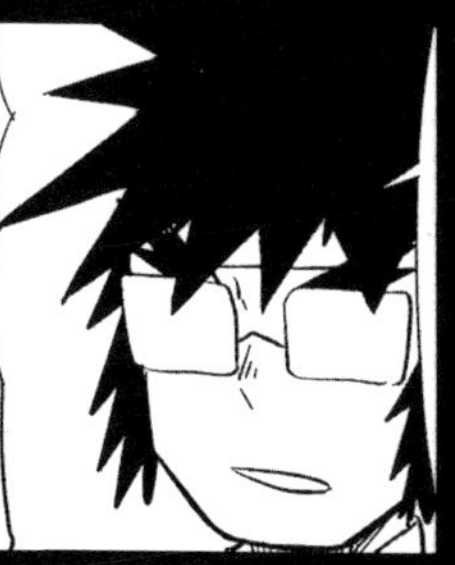

【龍醫師】：
急診主任，個性剛烈正直，身懷絕世武功，勇於面對惡勢力。

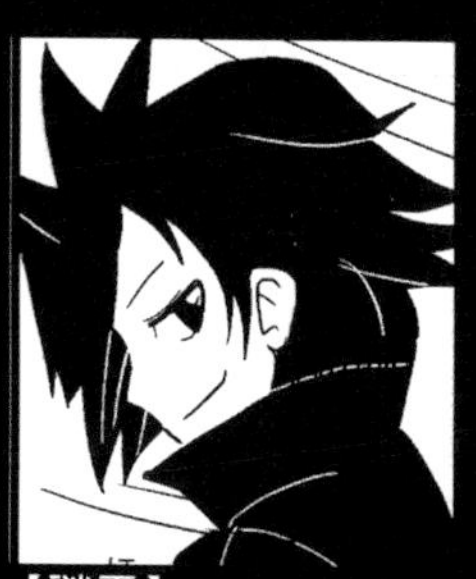

【謎零】：
神秘藥商，來無影去無蹤，時常對醫院推銷藥物或是器材。

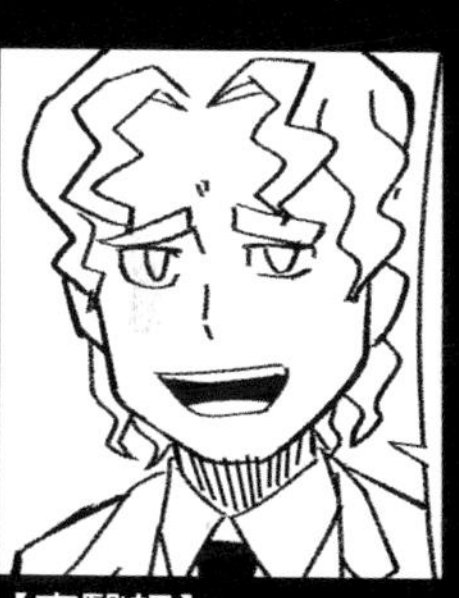

【李醫師】：
內科醫師，金髮碧眼混血兒，帥氣輕佻、喜好女色。

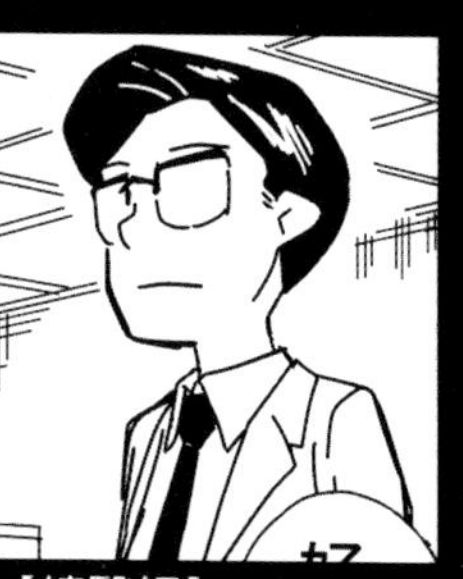

【總醫師】：
外科總醫師，個性陰沉冷酷，因為一直無法升上主治醫師而嫉妒加藤醫師。

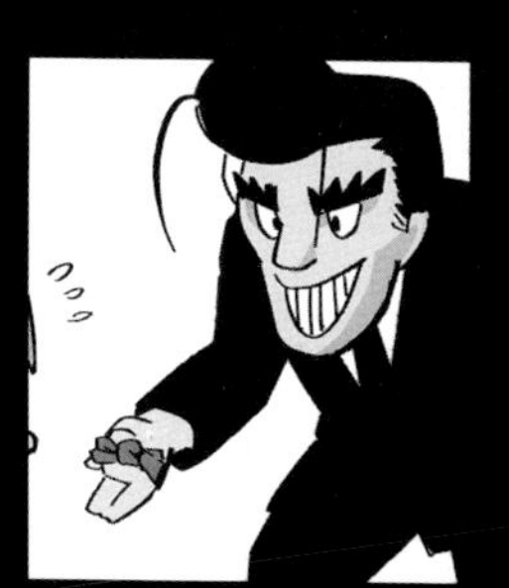

【伊鳩彰郎】：
邪惡壞人，一身黑衣，專門販賣非法物品、挑撥醫病關係和製造醫療糾紛。

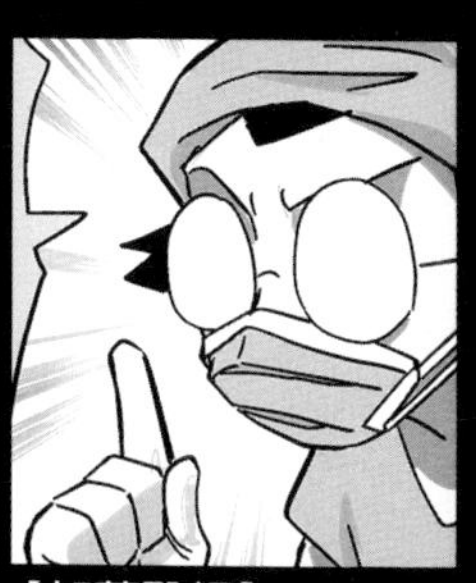

【加藤醫師】：
外科主治醫師，刀法出神入化，總是穿著開刀服和戴口罩。醫學生喜愛的學長。

人物介紹

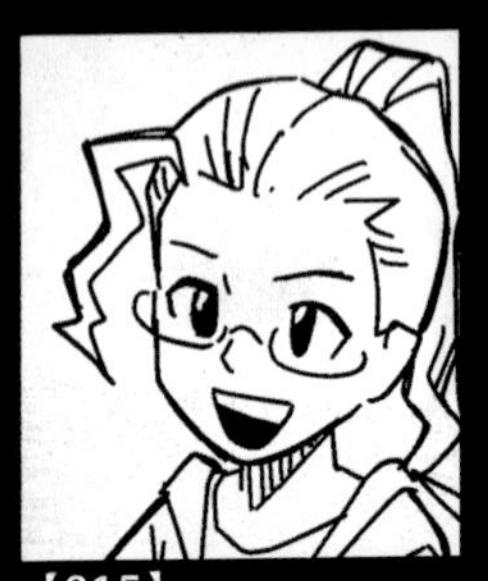

【815】：
林醫師的好朋友，多才多藝，擅長繪畫、模型、布偶和拍攝。粉絲團【815 art】。

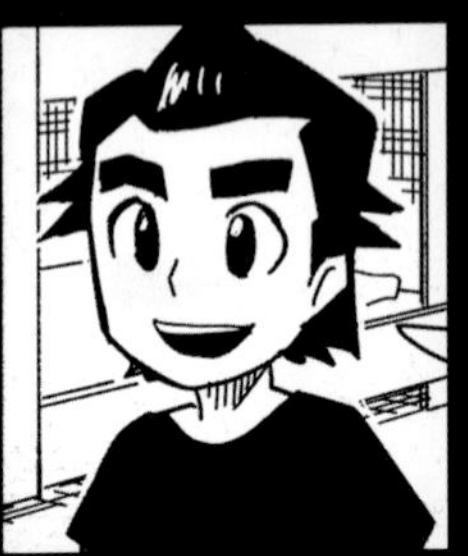

【兩元】：
本書作者，職業漫畫家，熱愛漫畫和環保。

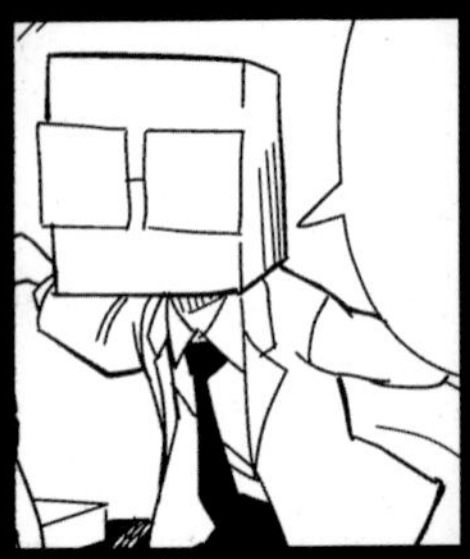

【林醫師】：
本書作者，戴著紙袋隱瞞長相，事實上是未來世界的雷亞。雷亞診所院長。

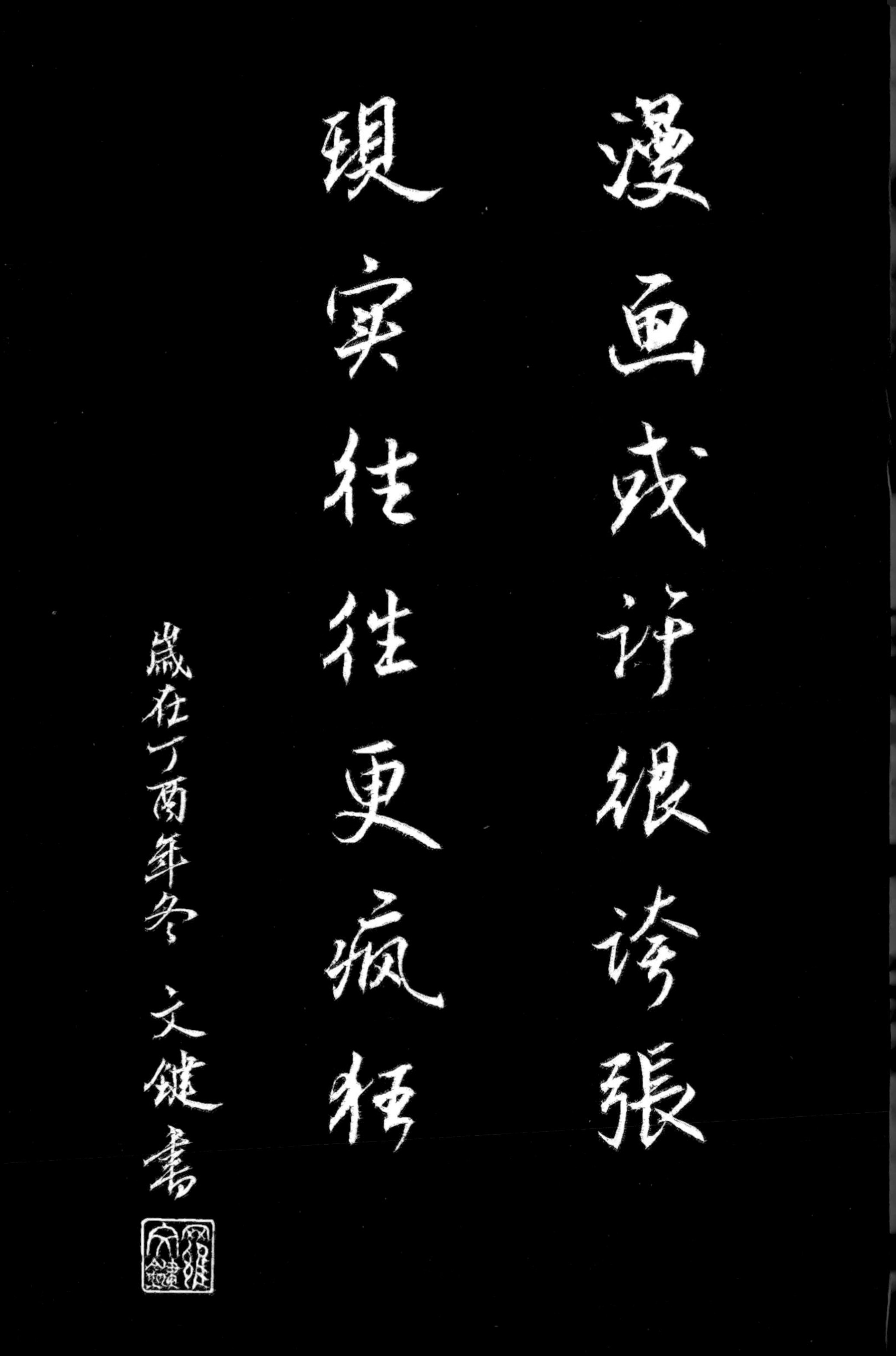

漫画戏评很誇張
現实往往更疯狂

歲在丁酉年冬 文键書

純屬虛構

在漫畫開始之前，要告訴各位讀者一件很重要的事情。

林子堯醫師

什麼事？

雷亞

本書內容都是虛構，請大家不要對號入座。

純屬虛構

來，跟我唸一遍
純。屬。虛。構。

可是你大學同學裡剛好有叫歐君、歐羅和龜的耶，這也太巧了吧！
搔頭
驚！

哪有分身破本尊的梗啦!!
逃
哇呀呀

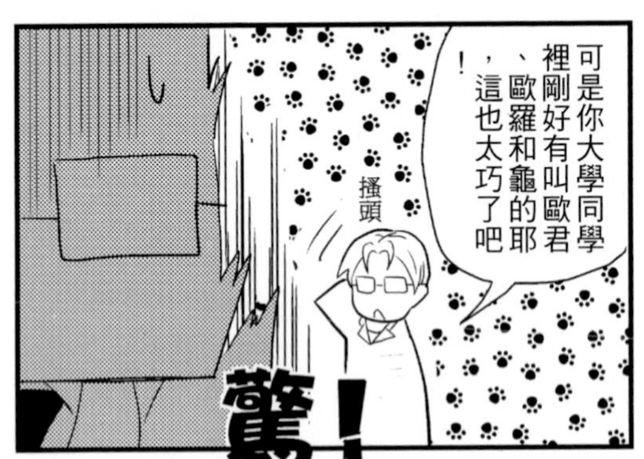

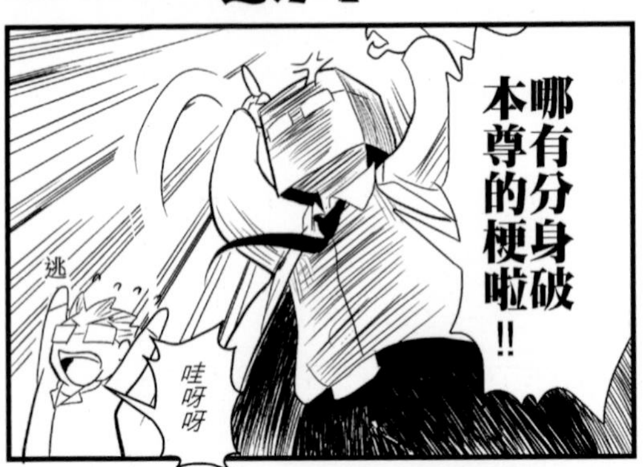

初出茅廬

剛升上大五的雷亞，因為台灣醫院新制，成為第一梯五年級就進入醫院見習的學生
我終於要成為醫師了！

嘿嘿，過去崇拜怪醫黑傑克的夢想，終於可以實現了！
多年來練刀，學習庖丁解牛，就是為了這一刻…

喂！那位新來的眼鏡菜鳥，你拿反手術刀很危險喔！
什麼眼鏡菜鳥，叫我雷醫師！你說啥拿反？

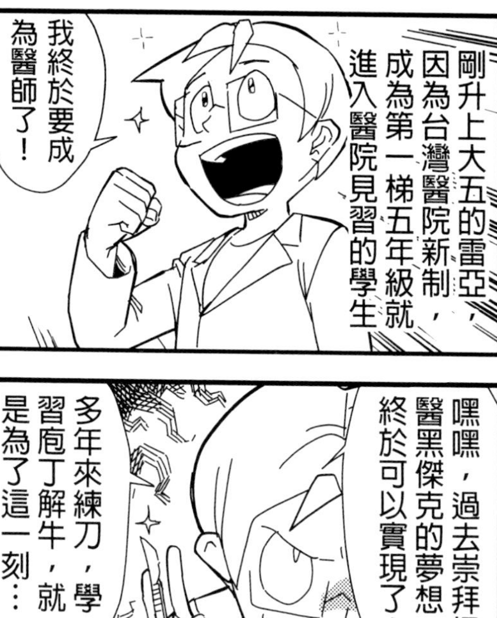

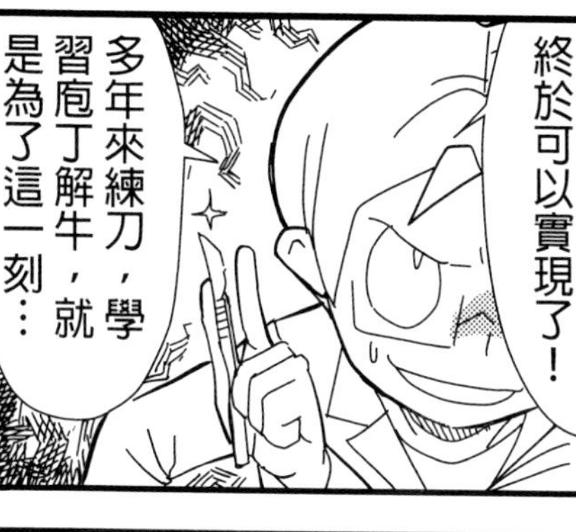

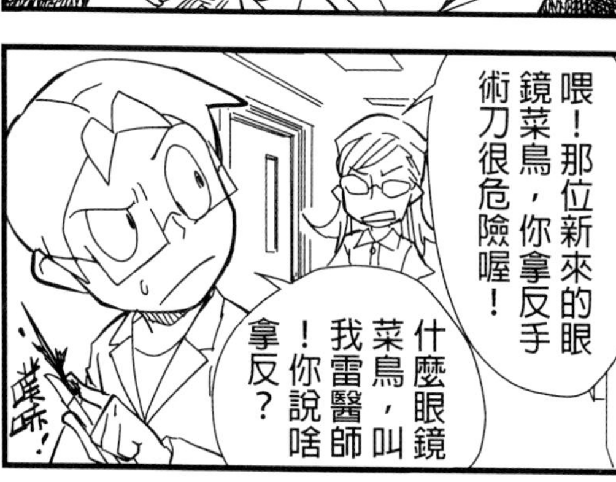

哇！我的動脈噴血啦！快找醫生來啊！咦？我自己就是醫生！看我先消毒！
眼鏡男你拿的是雙氧水……
哇！消毒超痛啊！
這批醫學生是災難啊…

【補充】：一般傷口出血，若是乾淨傷口可直接加壓止血，若是有骯髒或感染可能性，除了加壓止血之外，可考慮用生理食鹽水沖洗傷口，以及考慮是否要使用抗生素避免感染。

防不勝防

雷亞在進醫院見習前，臨時抱佛腳、努力惡補中。

喔！這招學起來！

怪醫黑傑克

醫龍

白色巨塔

結果進了醫院後——

精神病和神經病的不同？還有精神科和神經科的不同？

崔醫師

還、還難道是考繞口令嗎？

第一關：精神科

請問怪醫黑傑克的刀疤是朝哪個方向？
加藤醫師
晴天霹靂
第二關：外科

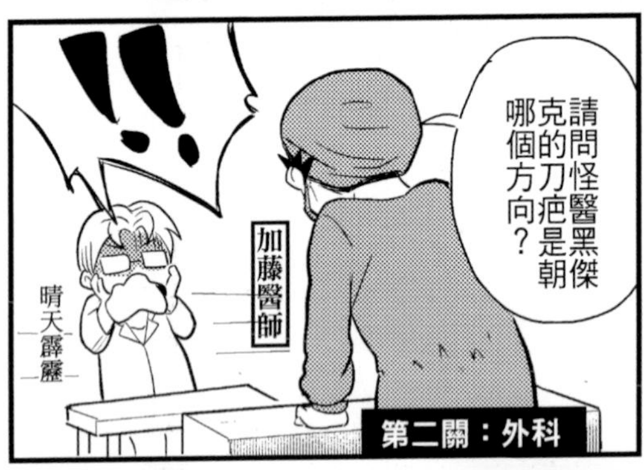

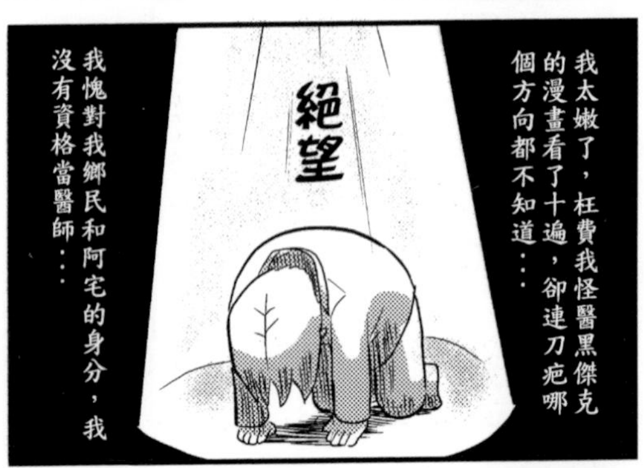

我太嫩了，枉費我怪醫黑傑克的漫畫看了十遍，卻連刀疤哪個方向都不知道…
絕望
我愧對我鄉民和阿宅的身分，我沒有資格當醫師…

自我介紹

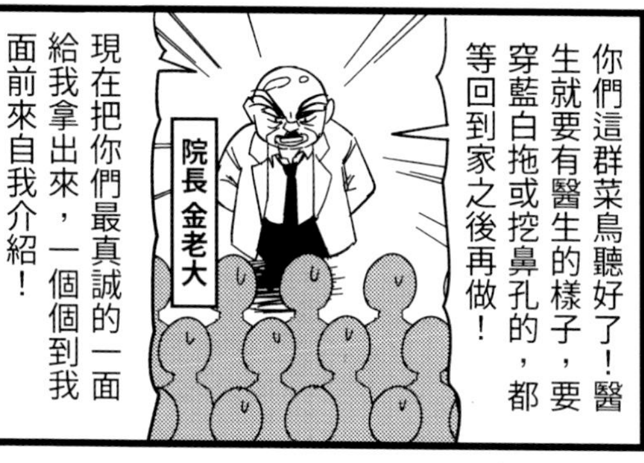
你們這群菜鳥聽好了！醫生就要有醫生的樣子，要穿藍白拖或挖鼻孔的，都等回到家之後再做！
院長 金老大
現在把你們最真誠的一面給我拿出來，一個個到我面前來自我介紹！

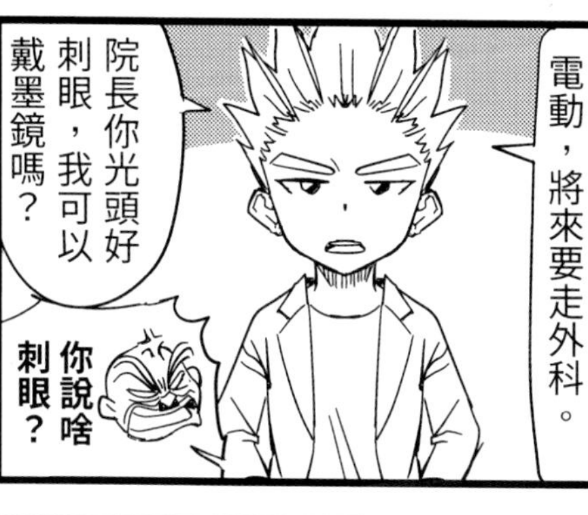
我叫LD，不喝酒不抽菸，興趣是看看書和打打電動，將來要走外科。
院長你光頭好刺眼，我可以戴墨鏡嗎？
你說啥刺眼？

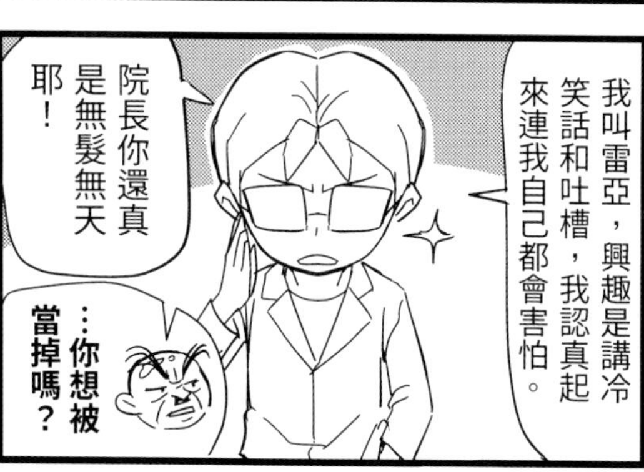
我叫雷亞，興趣是講冷笑話和吐槽，我認真起來連我自己都會害怕。
院長你還真是無髮無天耶！
…你想被當掉嗎？

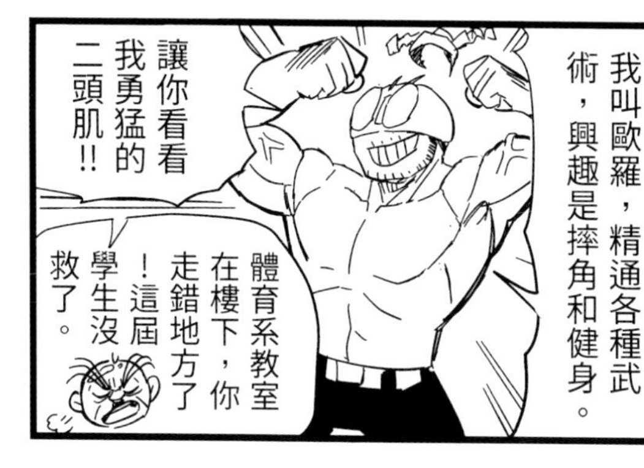
我叫歐羅，精通各種武術，興趣是摔角和健身。
讓你看看我勇猛的二頭肌!!
體育系教室在樓下，你走錯地方了！這屆學生沒救了。

魔高一丈

好多外科醫師都長得很高大，莫非長高大的人才適合走外科。
那歐君你可能就不適合囉？

迷信啦！
醫學這種東西是看腦袋瓜的，
身材高大應該去摔角才對！
外科最重要的應該是那顆熱血澎湃的心!!

我相信身高不是問題，年齡不是距離，
鬥志激昂
我要用這雙手拯救更多需要幫助的人們，
你拭目以待吧！

結果跟刀什麼都看不到
哇！主任你這刀真是精采！如庖丁解牛般乾淨俐落！
巨人群
主任這血管是傳說中的奇靜脈嗎？
熱烈討論
身高一五O
……

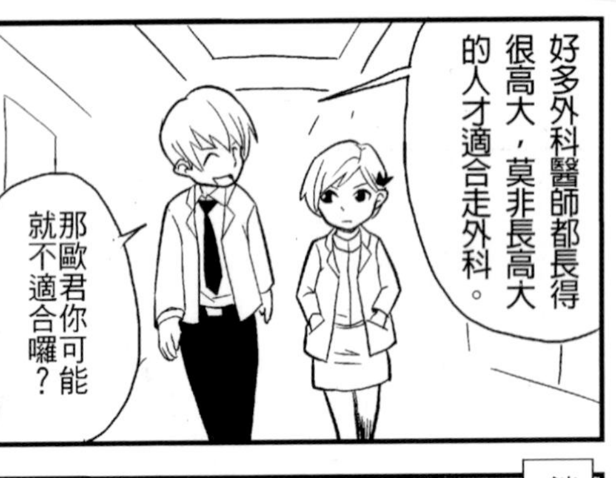

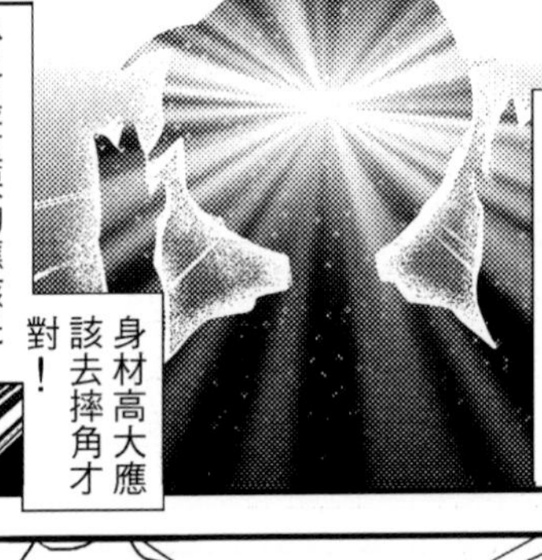

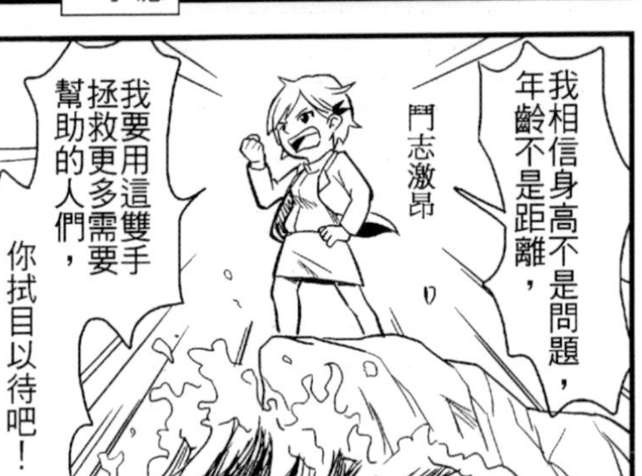

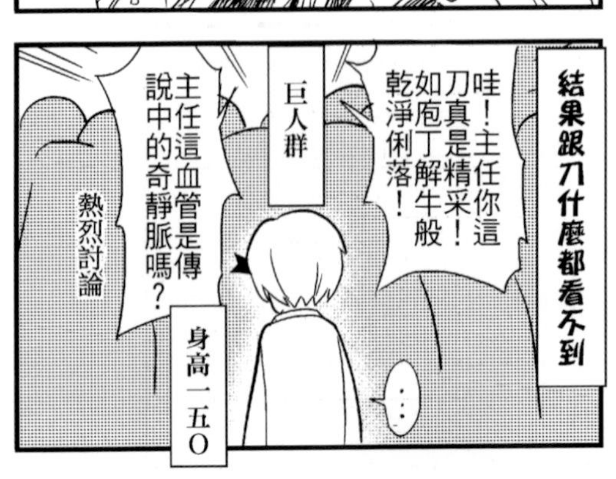

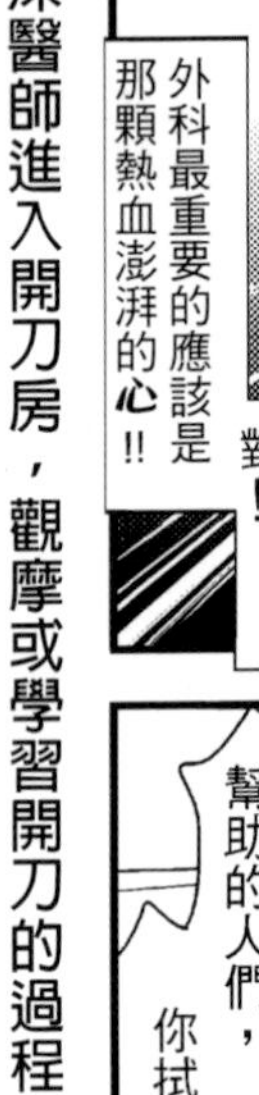

【補充】：跟刀是指跟隨資深醫師進入開刀房，觀摩或學習開刀的過程。

附加功能

謎零—神秘醫療器材銷售女王。

台灣的聽診器市場幾乎被她一人獨佔。

年收上億元。

謎零，你的聽診器究竟哪裡比較好？為什麼大家都買你的聽診器？
莫非有回扣或美色誘惑!?

喔~既然你誠心誠意地問我，我就大發慈悲的告訴你！我的聽診器可是大有來頭，它可不是一般的聽診器……
怎麼說？

它有附加放音樂功能。
Yo~現在讓我來幫你聽心音！
YO YO
眼鏡男你給我專心診察！

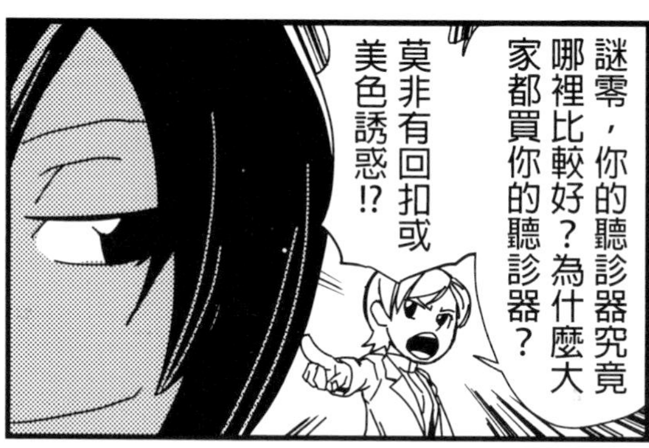

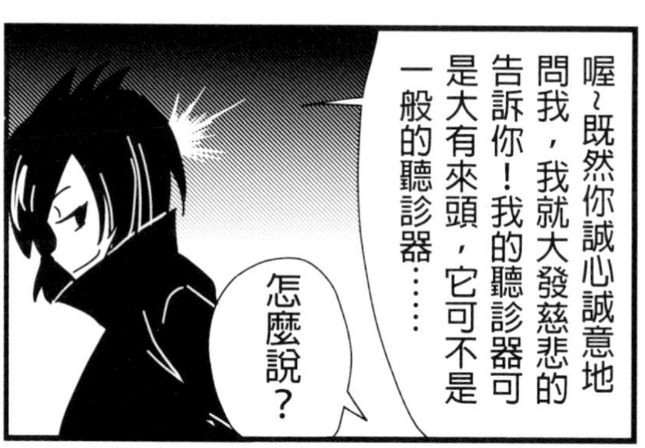

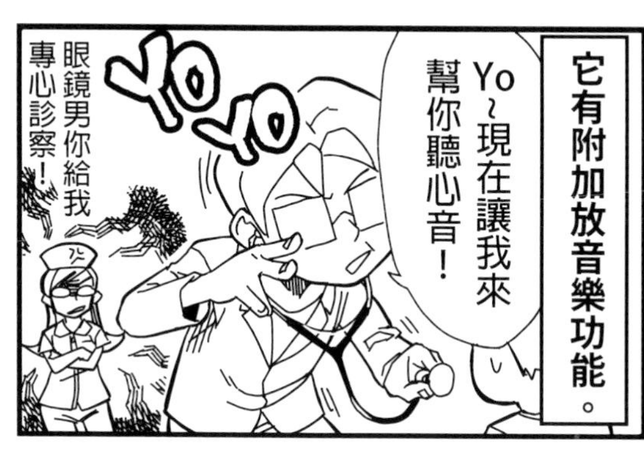

防微杜漸

見習第一週
龜你有被分配到照顧病患嗎？我現在這組都在上課，
好無聊啊。
歐君
有啊，我分配到的阿伯很有趣呢！他每天都跟我們講很多故事──
像是他以前拔起石中劍的事蹟。
龜

不過我聽說雷亞見習第一週就被分配到照顧愛滋病和肺結核病人耶，超恐怖。
蝦米！那不是超危險，一不小心被傳染就回唐山賣豆腐了。
還要穿防護衣，跟鋼鐵人一樣。

嗨，歐君跟龜早啊！我剛照顧完我的病人，要不要一起吃早餐啊？
沒帶面罩
沒帶口罩
沒帶手套
…
…

風蕭蕭兮易水寒，雷亞你為了不讓肺結核擴散而犧牲了自己，我們M46全體會記得你的。
你安心的走吧
歐君的飛鏢又進步了，招招斃命阿……
呼
呼
雷亞的屍體

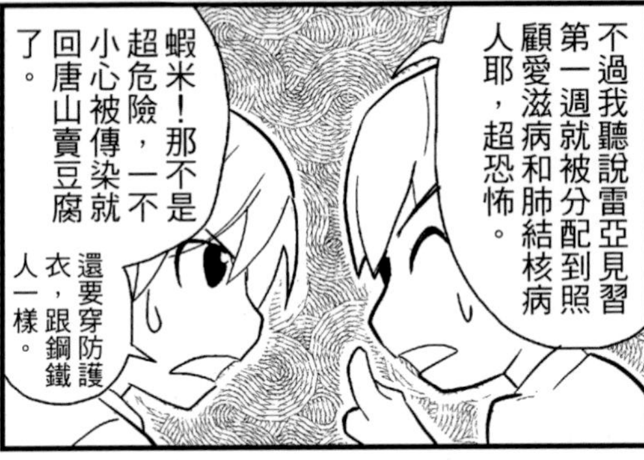

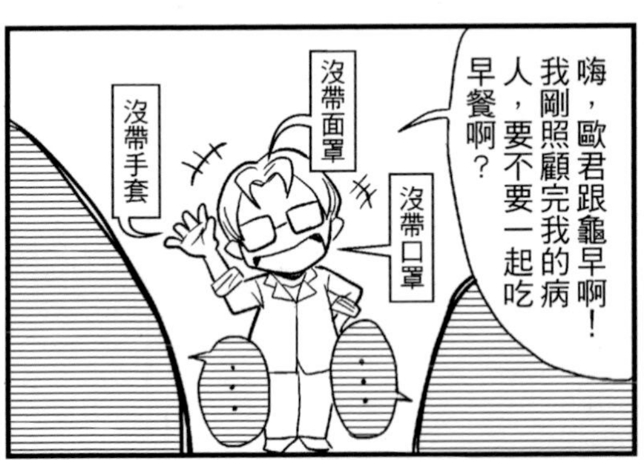

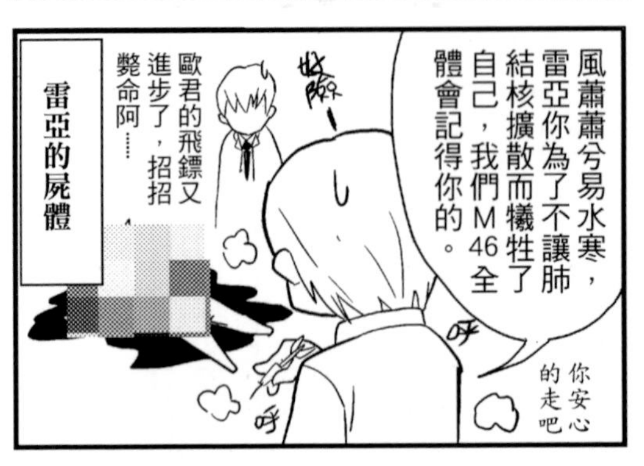

【補充】：M46是中國醫藥大學第四十六屆醫學系的英文縮寫。

辛予晝寢

雷亞因為連續上班三十二小時，進入了彌留狀態。
昏迷指數：六
我看到往生的爺爺在橋對面向我招手
接著他發現了生命的出路，
這床病人不在，應該出院了。
偷偷在上面躺一下應該沒人會發現。
沒錯！一個空病床！

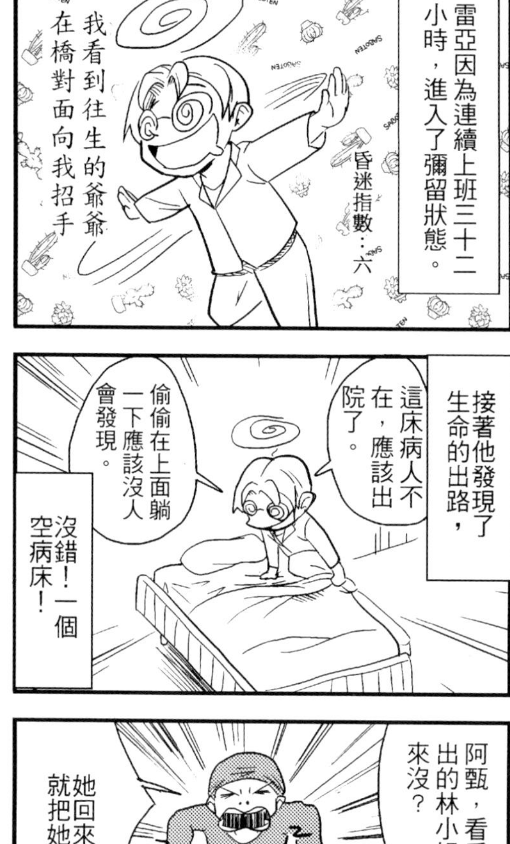

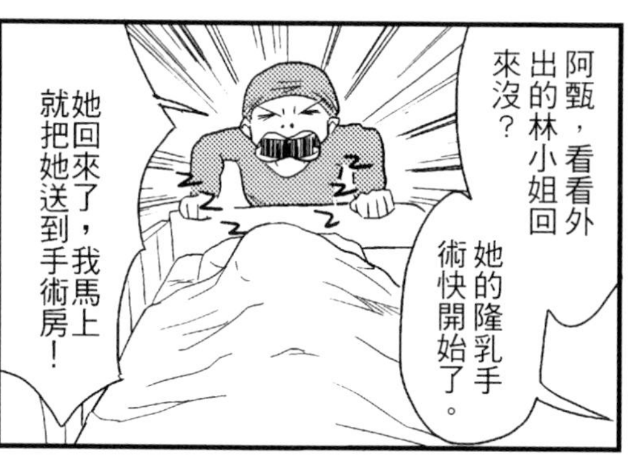

阿甄，看看外出的林小姐回來沒？
她的隆乳手術快開始了。
她回來了，我馬上就把她送到手術房！

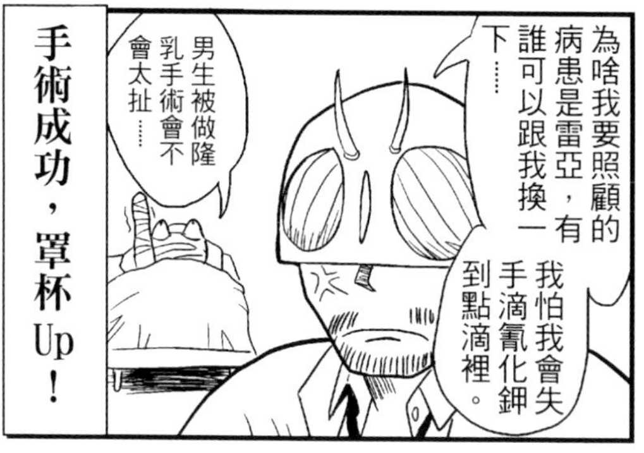

為啥我要照顧的病患是雷亞，有誰可以跟我換一下……
我怕我會失手滴氰化鉀到點滴裡。
男生被做隆乳手術會不會太扯……
手術成功，罩杯Up！

【補充】：氰化鉀是具有劇毒的化學物質，微量就能致人於死。

病情告知

那個…陳阿婆，
你的化驗報告
今天出來了……

…

這個…那個…今天
天氣真不錯啊，
其實啊…要怎麼說呢…

我在胡言亂語什麼啊！
對了！老師說有時候告
知壞消息可以用譬喻的
方式來表示…

這麼說吧阿婆！你看過
電影「阿甘正傳」嗎？裡
面最著名的台詞是「人生
就像一盒巧克力」…
來回踱步
踱踱踱
踱踱
?

而你的巧克力
要被吃完啦!!
超爛的
比喻…

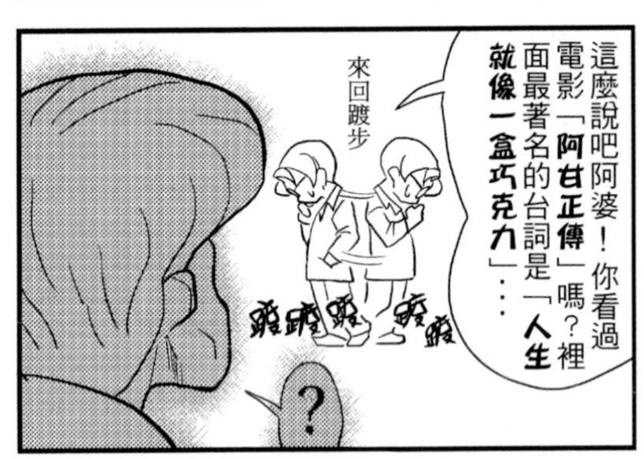

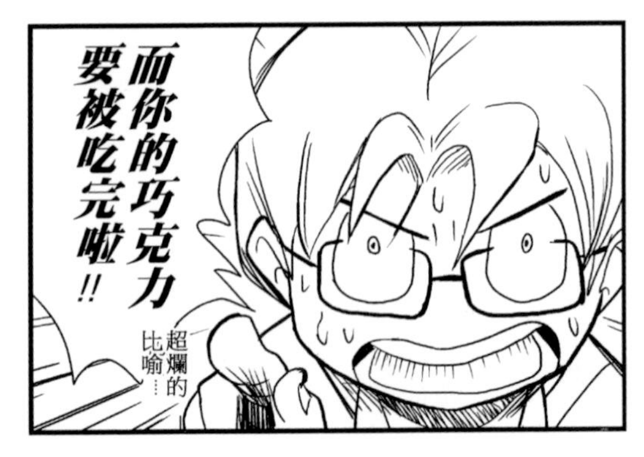

福爾摩斯力士

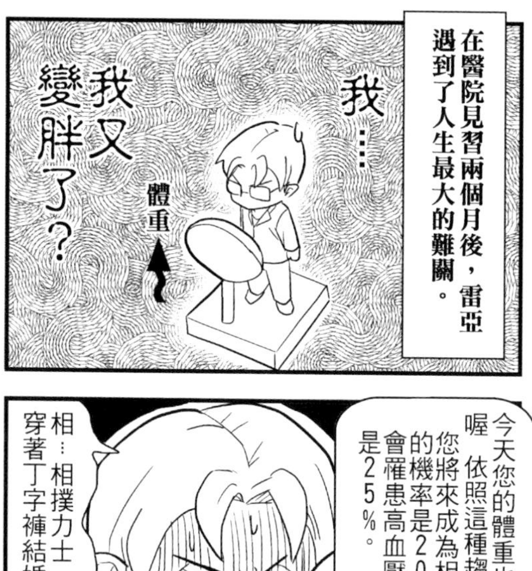
在醫院見習兩個月後，雷亞遇到了人生最大的難關。
我……
我又變胖了？
體重

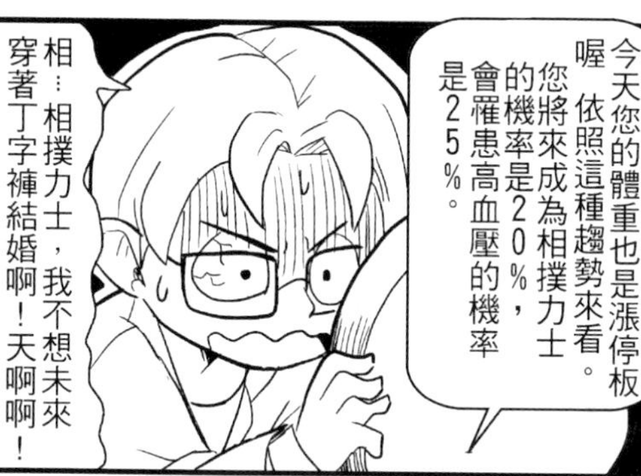
今天您的體重也是漲停板喔 依照這種趨勢來看。您將來成為相撲力士的機率是20％，會罹患高血壓的機率是25％。
相…相撲力士，我不想未來穿著丁字褲結婚啊！天啊啊！

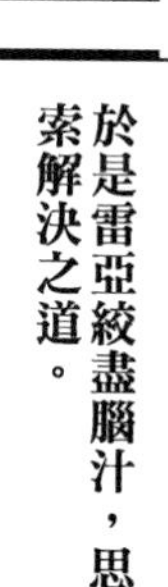
於是雷亞絞盡腦汁，思索解決之道。
每天吃**摩斯漢堡**的我，腦力已經跟**福爾摩斯**不相上下了。讓我想一個圓滿解決的好方法。
腦
對了，少林武僧每天訓練都負重百斤，每個人都有羅漢身材。

結果因為穿太重而懶得動，雷亞又變得更胖了。
你白癡喔，穿一堆鐵塊在身上幹嘛？
淚流滿面
LD，我要去日本當相撲力士了，我的妻小就麻煩你照顧了。
你哪來妻小？
10 KG
10 KG

七武器之首

丁丁主任，我們家的多功能聽診器是全世界最棒的喔
我乃外科神刀，要聽診器幹嘛？
不屑

我們家的聽診器堪稱七武器之首，可以拿來當流星錘攻擊敵人。
咻咻咻—
醫師殺人喔

還內建隨身聽可以聽音樂。
YO
Hip Hop
YO

另外他還內建有淘汰笨蛋醫師的功能。
救命…
我全部都買了！！
讚喔

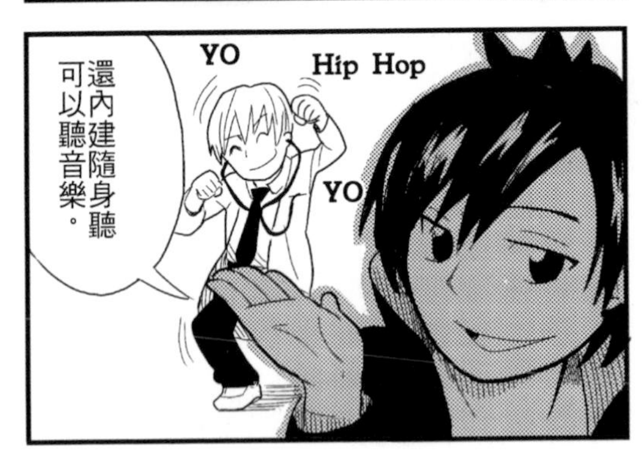

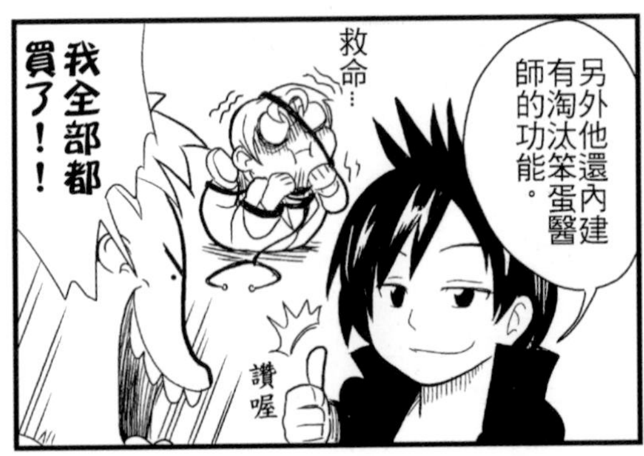

人生四階段

雷亞國小時

嗚哇～

九十九分，這題怎麼那麼不小心錯！

99

國中時

黯淡酒店裡悲傷誰人知

我無顏面對舞劍壇的大家…

80

高中時
感謝土地公讓我低空飛過！

大學之後
我太厲害啦！All PASS！我簡直是神！
60
60
60
60
60

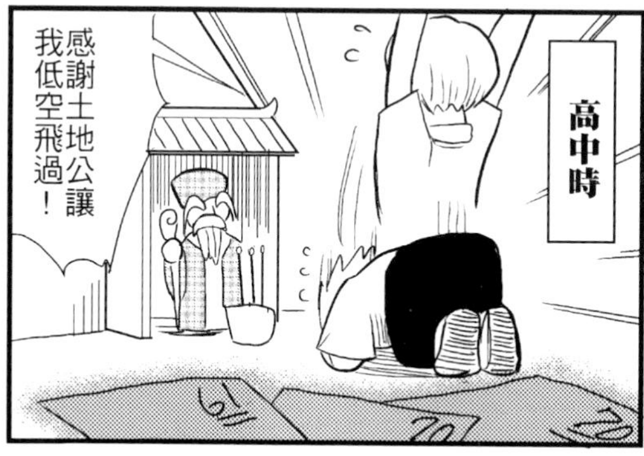

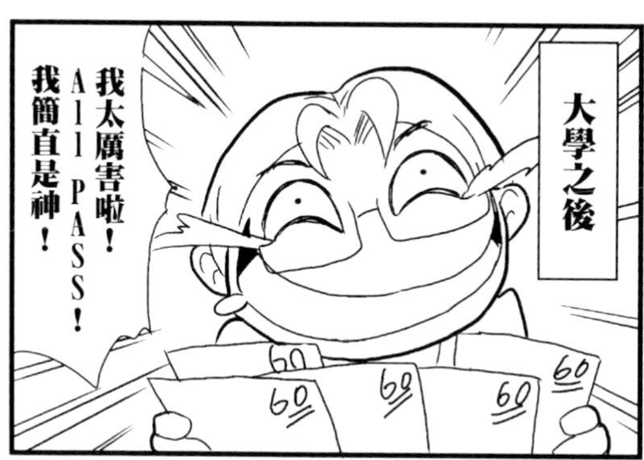

黑白通吃

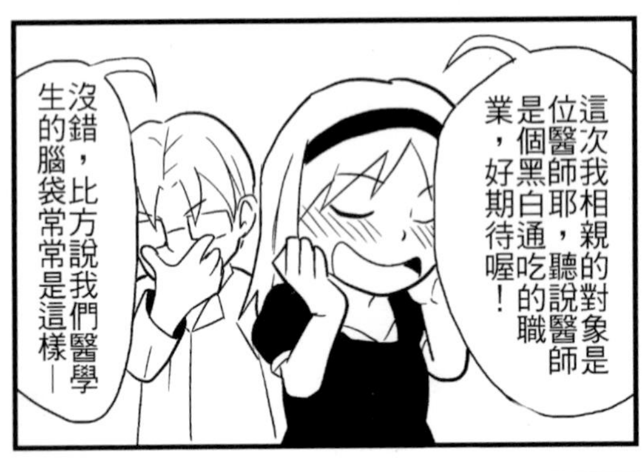
這次我相親的對象是位醫師耶，聽說醫師是個黑白通吃的職業，好期待喔！
沒錯，比方說我們醫學生的腦袋常常是這樣──

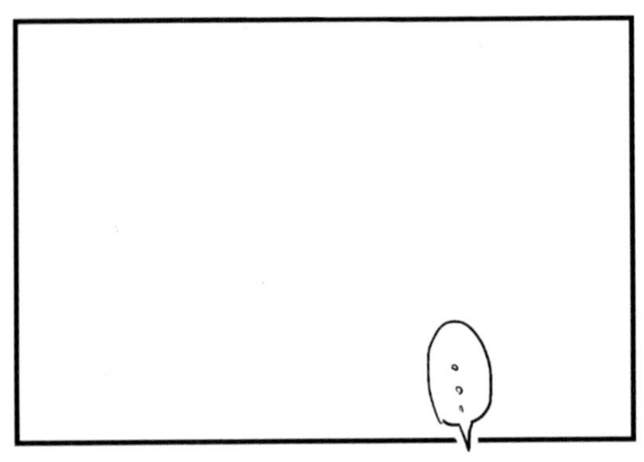
…

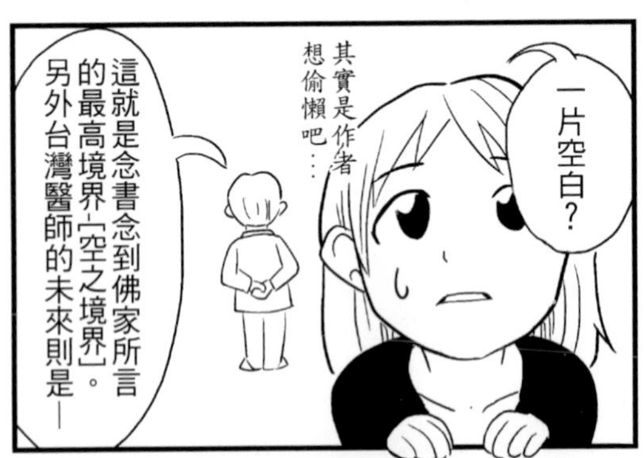
一片空白？
其實是作者想偷懶吧…
這就是念書念到佛家所言的最高境界-「空之境界」。另外台灣醫師的未來則是──

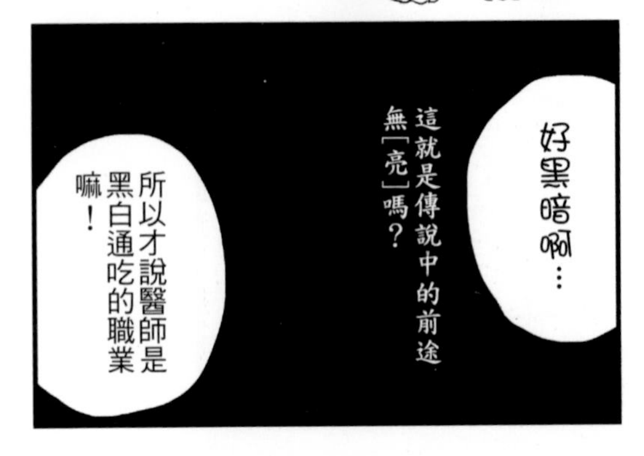
好黑暗啊…
這就是傳說中的前途無「亮」嗎？
所以才說醫師是黑白通吃的職業嘛！

梅毒沒毒？

李醫師發明了梅毒培養基，正舉辦研究發表會。

咳咳，很高興大家過來。

前十位入場的有送我的親筆簽名照喔！臉書打卡的話就送兩份。

李醫師，不要再賣關子了，趕快讓我看你的創世發明吧！那個神奇的培養基!!
每張桌上都有附一個布丁，李醫師真是太貼心了。

我的創世發明就放在每張桌上啊！那就是梅毒培養基。你們真是有眼不識泰山啊。
你們大學的實驗老師會哭泣的。
真的嗎？你不講我還以為這是給我們吃的布丁呢！

放心吧！不會真的有人那麼蠢的啦！
這布丁還蠻好吃的，雖然吃起來有點腥味，李醫師謝謝啦！
酒足飯飽

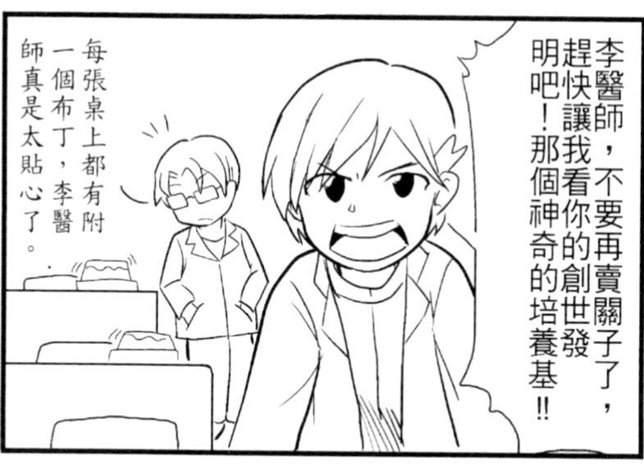

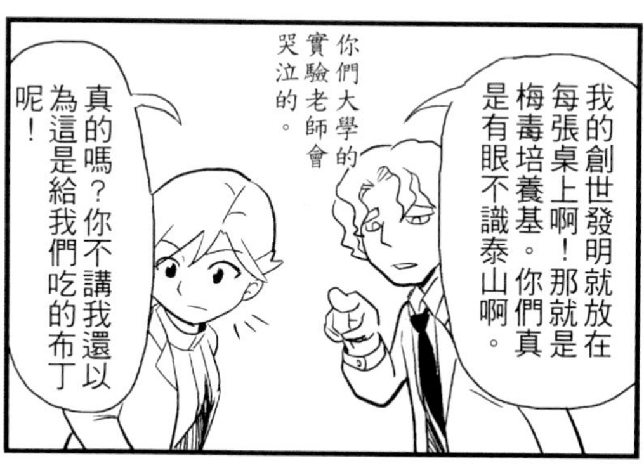

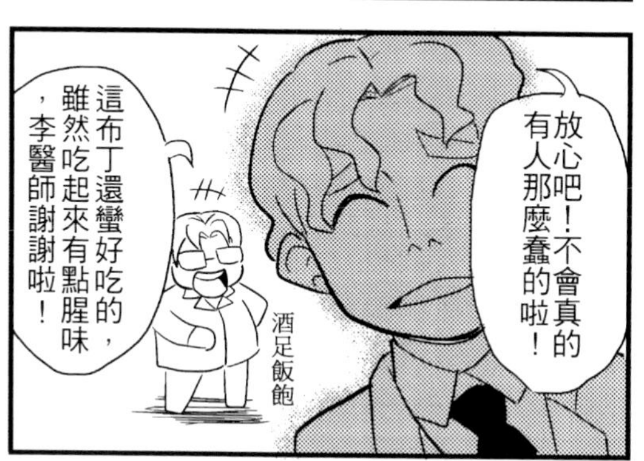

好壞消息

丁主任，我經過一系列的檢查，我大概還能活多久？

我有一個好消息和一個壞消息要告訴你……

好消息是…？

你原本預期至少還有一個禮拜的壽命。

這也算好消息？
那…那壞消息是？

我上禮拜忘記跟你說這件事情……
歹勢啦……

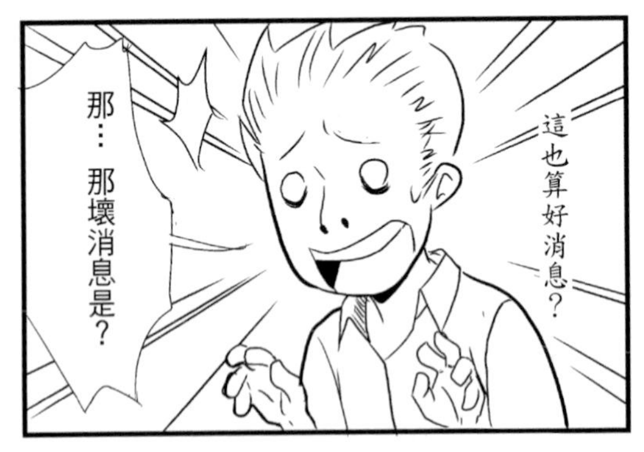

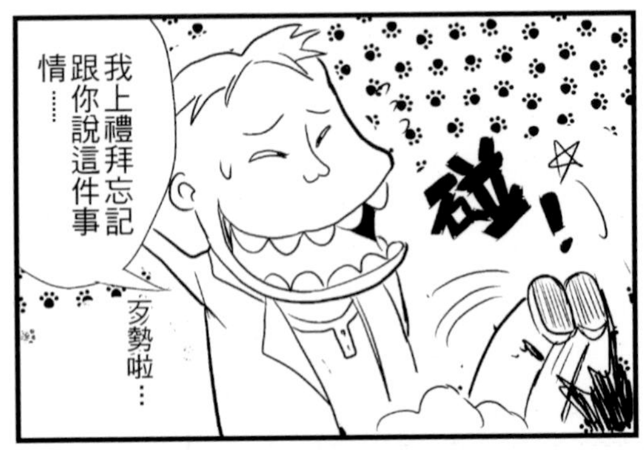

分秒必爭

王先生，剛剛我們檢查完你的身體，你活不了多久，請節哀。
大概剩下這樣的時間……
啥—!?…

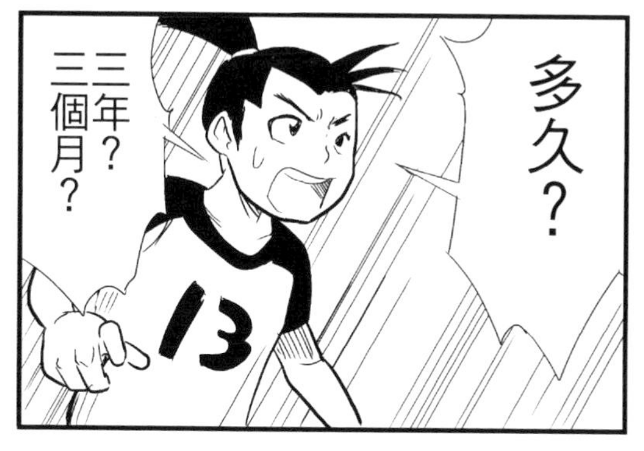
多久？
三年？三個月？

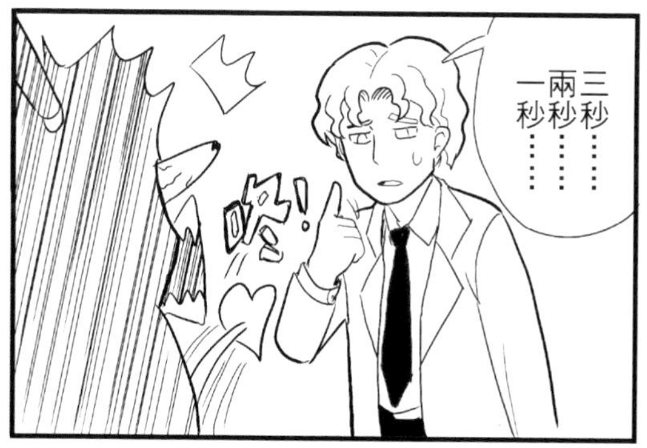
三秒……兩秒……一秒……
咚!

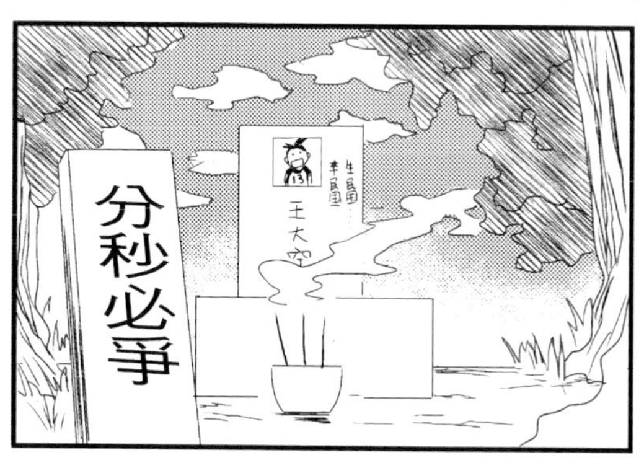
分秒必爭

因「材」施救

醫生我這幾天乳房都有一些奇怪的分泌物
洗澡的時候也摸到一個腫塊
驚慌失措
是不是得到乳癌了啊？醫生你能幫我看看嗎？

阿婆你放心，你看起來臉色紅潤、氣血充沛，不會得到癌症的啦！
招牌笑容
來！這包藥回去吃一吃就好了，
也不用做檢查了，下一位！

羞
醫生你好，我最近胸口有點漲…
噴鼻血

你這個非常嚴重，可能是乳癌喔！快進去脫衣服讓我檢查一下！
學長你這樣會上水果日報啦！

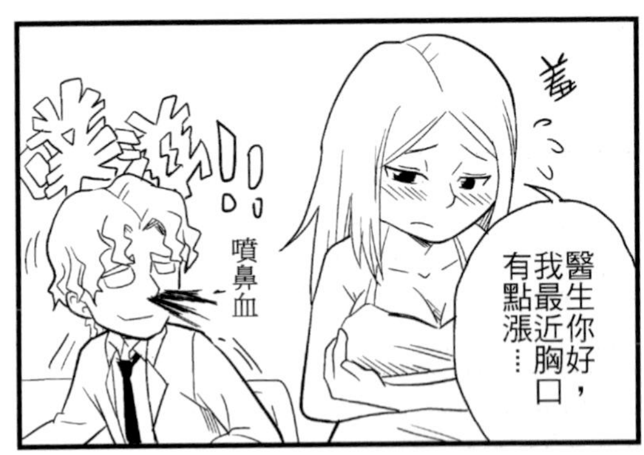

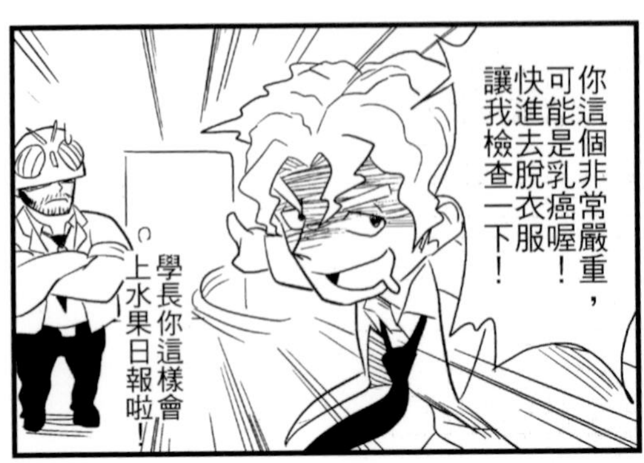

人為食亡

醫生，自從我喝了這杯放五天的奶茶後，

就上吐下泄不止，你能幫幫我嗎？

放了五天還喝？裡面都不知道演化出哪一個星球的生物了，

快倒掉！

現代人一點衛生觀念都沒有嗎？

不過，這杯看起來真的很好喝的樣子，上面還寫**黃金比例**。
哇，裡面還有龍眼耶。
我試喝一下好了，這樣才更能了解你疾病的確切原因！

隔天各大報紙
WORLD NEWS
舞劍壇日報
號外
見習醫師死於食物中毒 享年XX
遺照

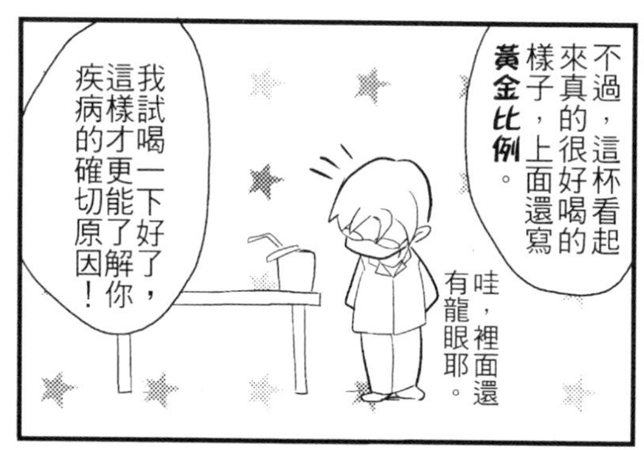

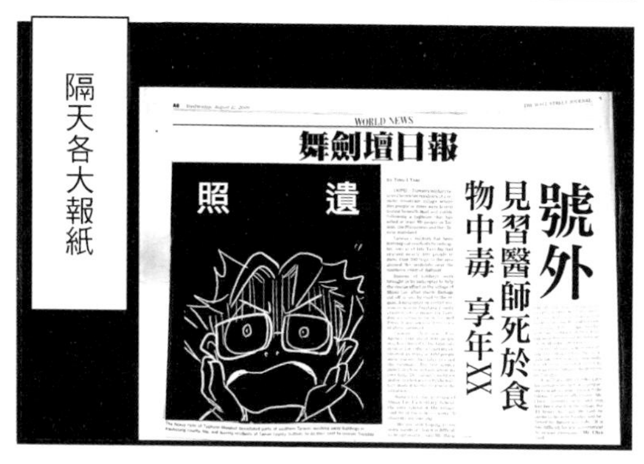

正打歪著

慘，上次老師在教這手術時不小心睡著，現在不知道怎麼做…

只好硬著頭皮上了。

銀先生，我現在要清除你手指潰爛的部分，很痛請忍耐一下喔。
喔。

太好了！他連唉都沒唉一下，看來是我歪打正著了……
那個…

哇啊啊啊!!
雷醫師你切自己的手。
是為了示範給我看嗎？

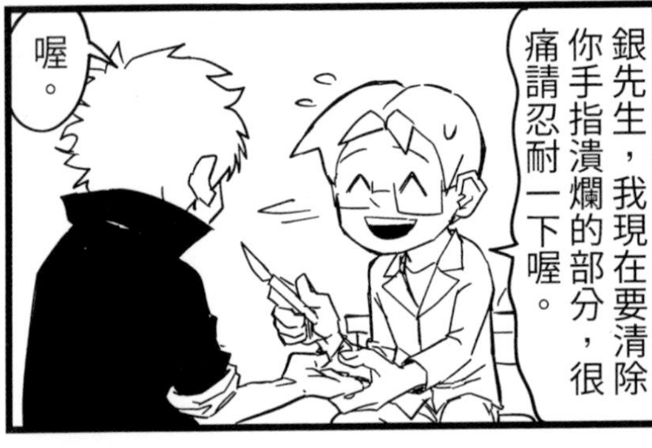

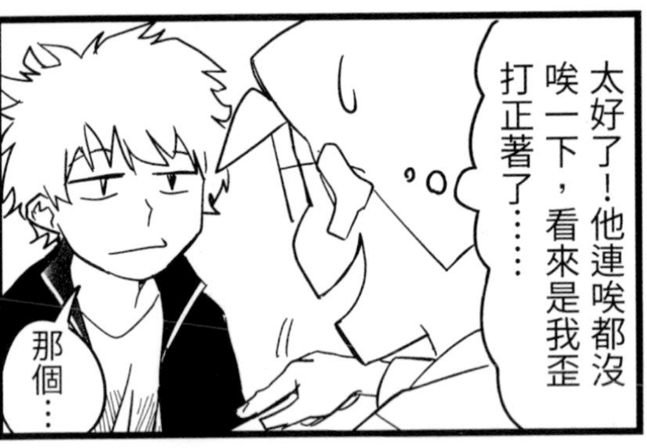

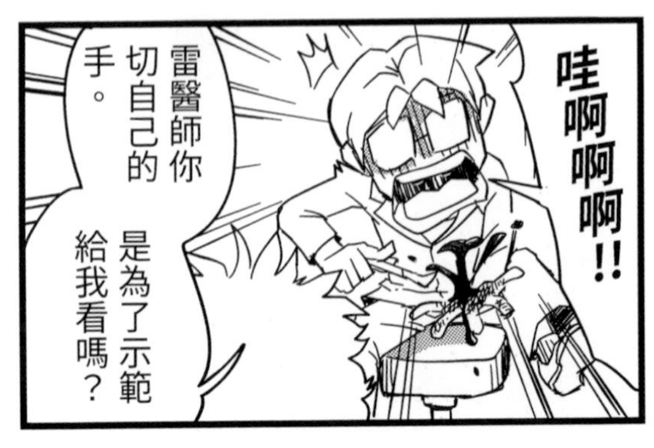

師師有三種

不知不覺在醫院見習也三個月了，都還沒回家跟家人團聚……

如今我披上白袍、衣錦還鄉，也算是種光宗耀祖吧！

雷亞好久不見，你有聽說嗎？以前民眾嚮往的「三師」，律師、醫師、會計師——
因為社會不景氣已經沒落了，現在的當紅炸子雞職業是風水師、詐欺師以及禮儀師，你要不要考慮轉行啊？

呆住

結果雷亞還是沒有回家
阿母，我當上醫師沒臉回家見你們，決定重新開始，我要去金光黨學詐欺。等我上水果日報頭條，替你們揚眉吐氣吧！
血淚

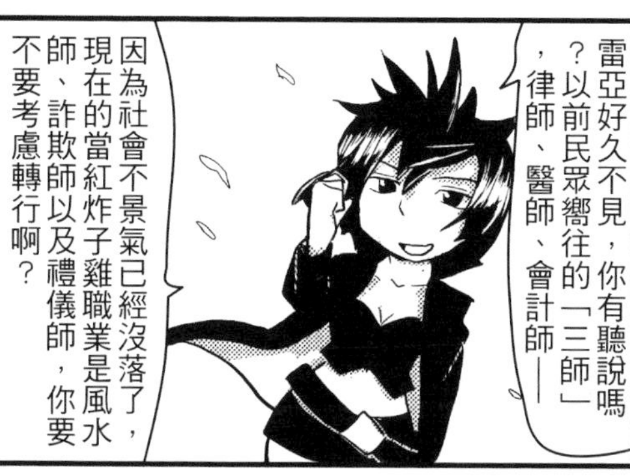

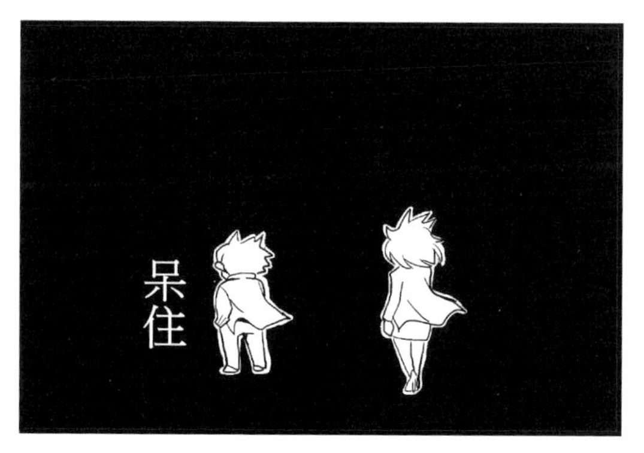

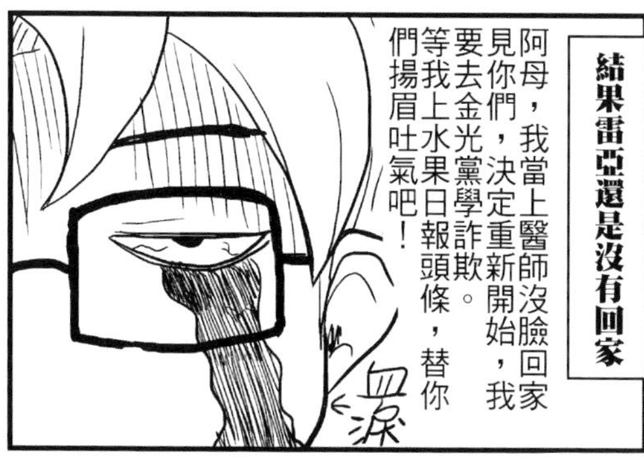

見習─把「罩」

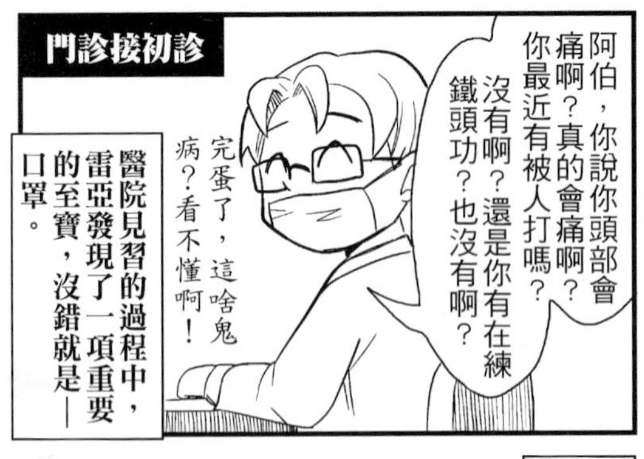

門診接初診
阿伯，你說你頭部會痛啊？真的會痛啊？你最近有被人打嗎？
沒有啊？還是你有在練鐵頭功？也沒有啊？
完蛋了，這啥鬼病？看不懂啊！
醫院見習的過程中，雷亞發現了一項重要的至寶，沒錯就是──口罩。

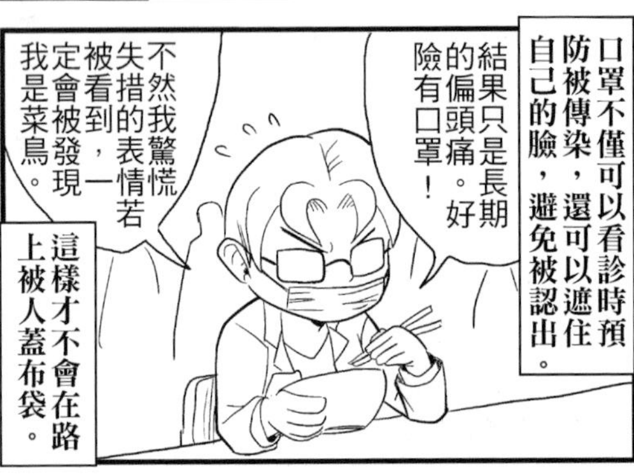

口罩不僅可以看診時預防被傳染，還可以遮住自己的臉，避免被認出。
結果只是長期的偏頭痛。好險有口罩！
不然我驚慌失措的表情若被看到，一定會被發現我是菜鳥。
這樣才不會在路上被人蓋布袋。

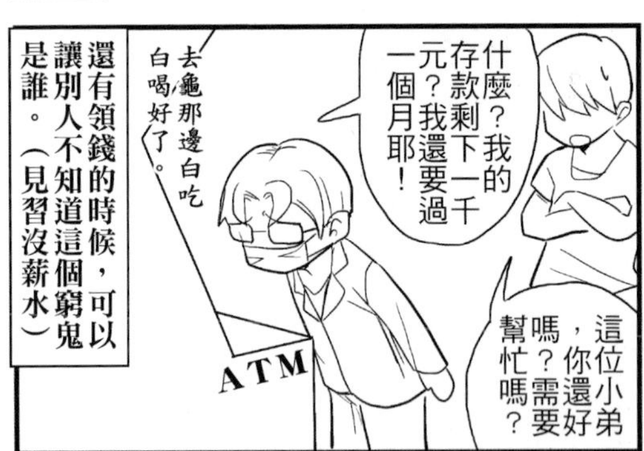

什麼？我的存款剩下一千元？我還要過一個月耶！
去龜那邊白吃白喝好了。
這位小弟，你還好嗎？需要幫忙嗎？
ATM
還有領錢的時候，可以讓別人不知道這個窮鬼是誰。（見習沒薪水）

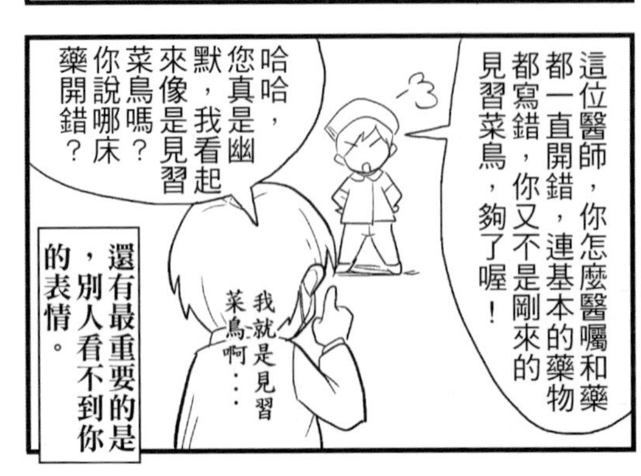

這位醫師，你怎麼醫囑和藥都一直開錯，連基本的藥物都寫錯，你又不是剛來的見習菜鳥，夠了喔！
哈哈，您真是幽默，我看起來像是見習菜鳥嗎？你說哪床藥開錯？
我就是見習菜鳥啊…
還有最重要的是，別人看不到你的表情。

自作多情

舞劍壇醫院分院啟用大典上。

現場高官雲集，鑼鼓喧天。

咦？這種美女如雲的招待方式

背後浮現人影

還有宛如星光大道般的紅地毯，這難道都是為了迎接我這小小見習醫師。

太感動了！跟做夢一樣苦讀寒窗七年，就是為了今日啊！
緊抓
這位見習醫師……

@%*@*！你擋到金院長等等要走的路了，給我乖乖旁邊倒茶去！
果然，現實是殘酷的……

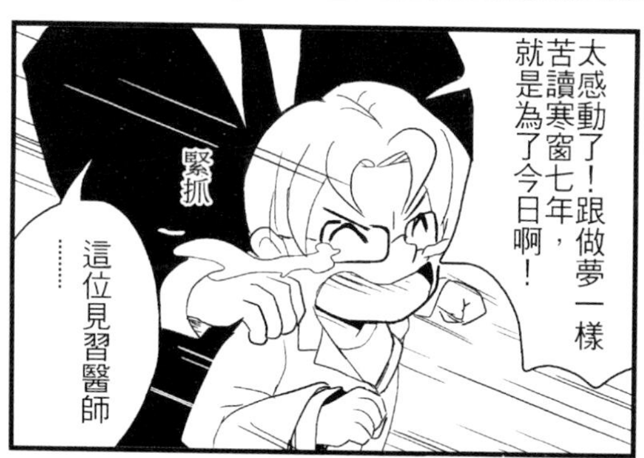

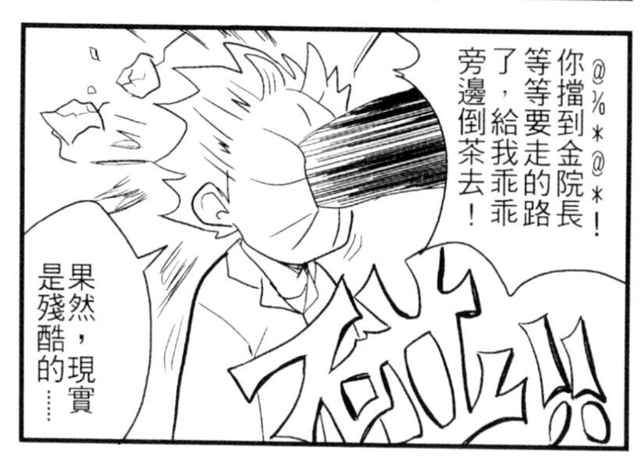

存活機率

X光顯示這腫瘤不小，先生你要有最壞的打算，

這次的情況比之前還要糟糕很多。

丁主任，你就明說我疾病有多少存活率吧？我已經有心理準備了。

不接受治療的話，三年後存活率是一一%，

接受外科切除的話，存活率約三五%，

但是接受手術發生併發症的機率是四三%。

另外手術需要自費二十萬。

不好意思…因為經濟不景氣的關係
我現在沒有錢，能不能讓我賒帳一個月？
變臉
你剛剛是說你沒錢，我沒聽錯吧？

那你存活機率是「零」。掰掰，再聯絡。
下一位。
太冷血了吧？

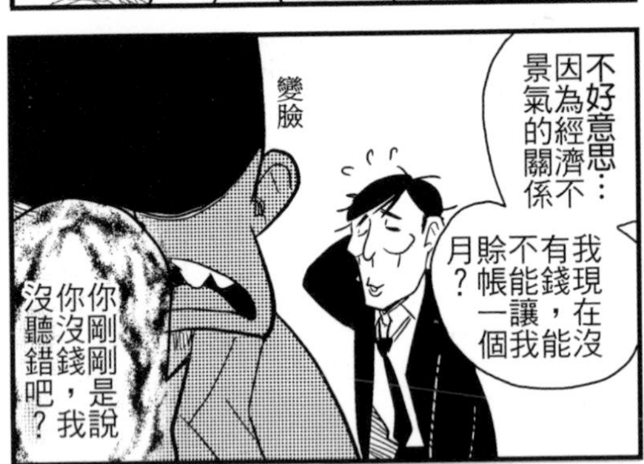

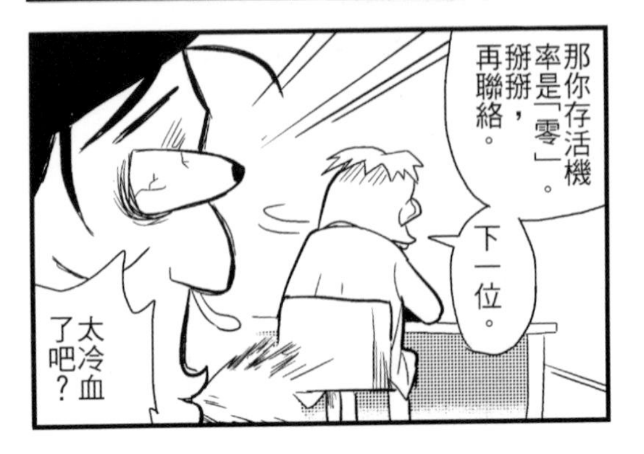

雙管齊下

鼻胃管和導尿管假人測驗考試

完成時間：兩分三十秒

太強了，這麼快就插好鼻胃管和尿管，真是青出於藍、更甚於藍啊。
不枉費我施行愛的教育，這成績可以出國比賽了。

好，現在把空氣打進鼻胃管，看有沒有放到胃裡。
壓
噗沙!!

學弟你只用一個管子從鼻孔通到尿道吧！你在謀殺病人嗎？教學假人很貴的！
既然被你插壞了，接下來考試只好讓你當模型了！

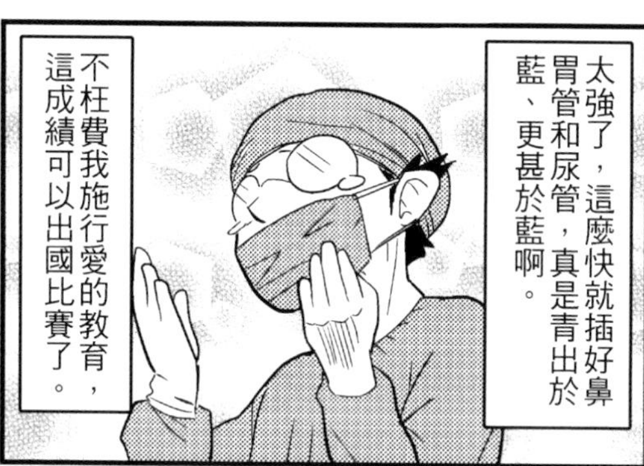

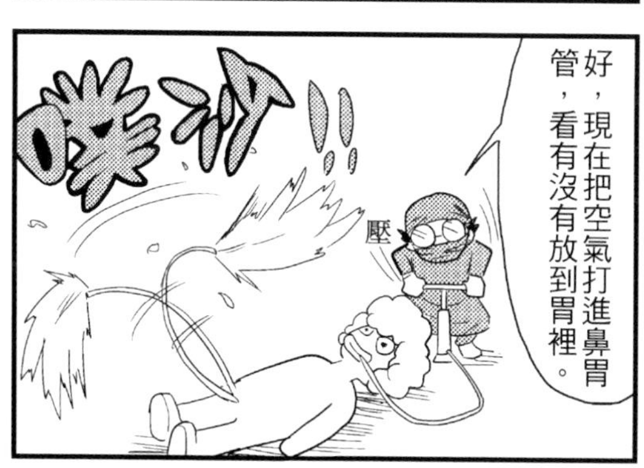

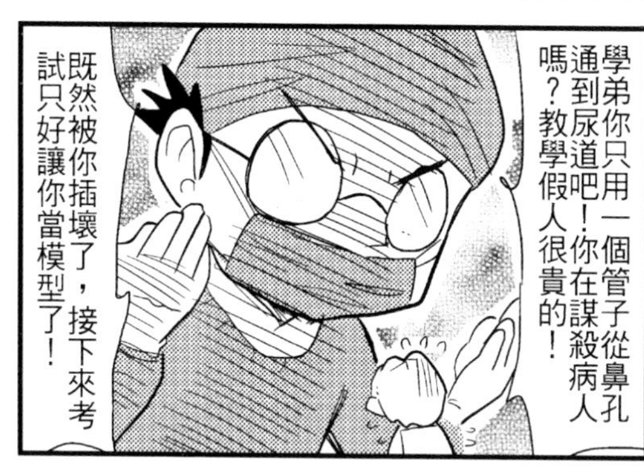

兩害取其輕

金老大你有沒有搞錯！我聖誕夜又要值班！

這禮拜我已經值三次班了！都快變成熊貓了！我要告你妨礙基本約會權跟睡覺權！

你以為我聖誕老公公啊！

此言當真？

這種事在如今四海昇平的時代是不能夠被容許的！這件事就交給我吧！

怎麼可以讓你們在**聖誕夜值班**呢？

不如就改成跨年夜值班吧？
很棒吧？
賊笑

靠你了ＬＤ同學，我會在家裡為你哭泣的。
往好的地方想，你會看到元旦日出喔。
如果那時候沒在急救的話

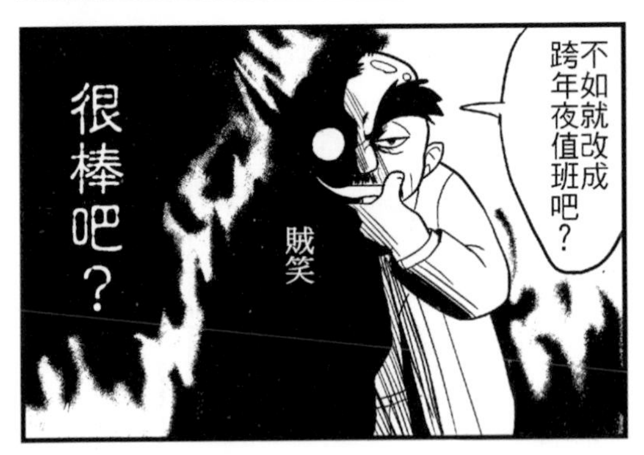

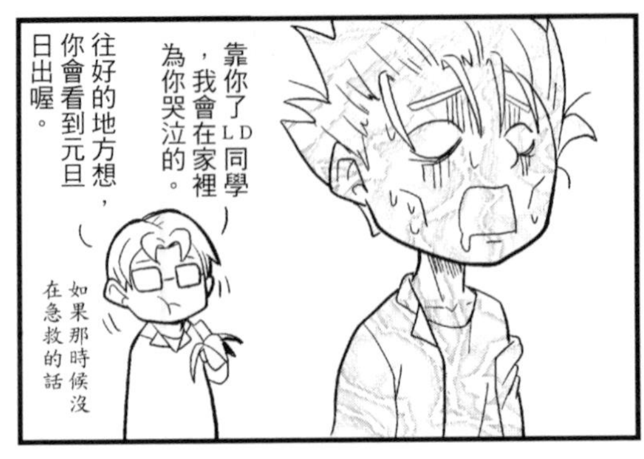

母親節快樂

王太太，經過八小時的手術，令嫒的生命跡象已經穩定了，請放心。

謝謝加藤醫師！

我們母女無以回報，
這是最好的母親節禮物，讓我們得以團圓，謝謝醫師！

沒什麼，我們該做的，趕快回去休息吧！
加藤醫師辛苦了，今天刀都順利開完了。
你會回家跟母親聚餐嗎？

……雅婷你先回家陪家人吧，我還要查房看住院病人還有急診照會。
加藤醫師好拼命啊……

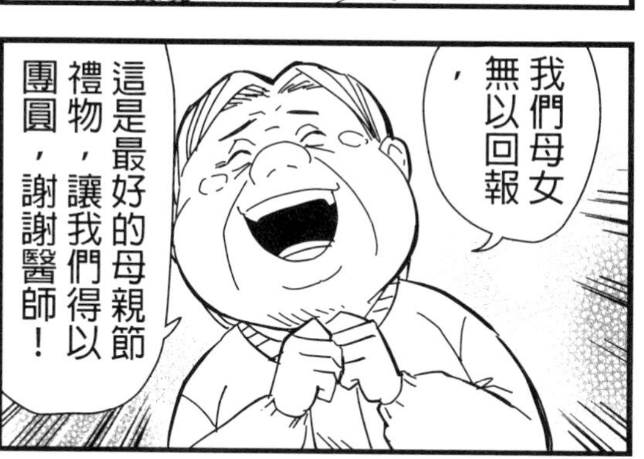

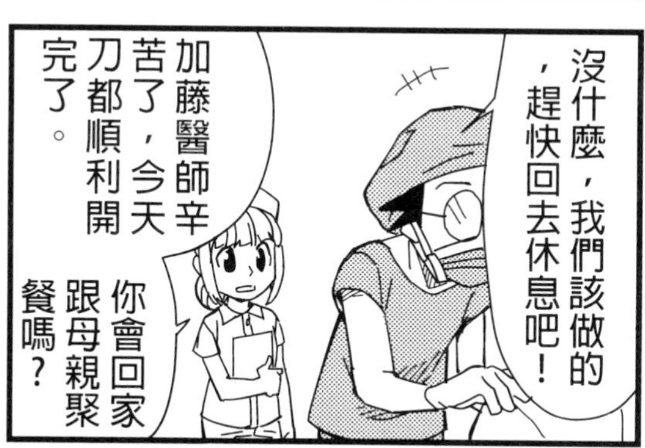

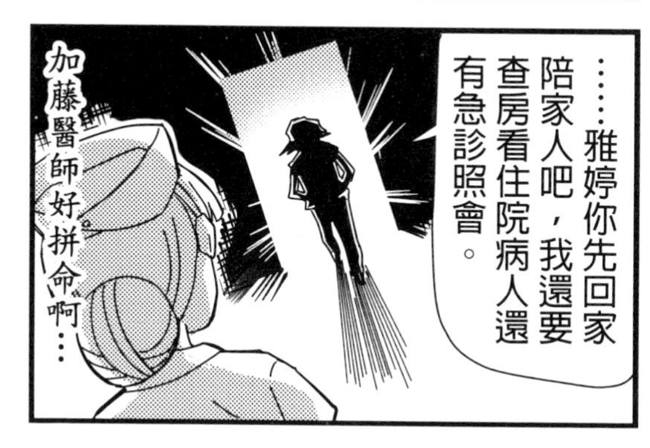

白衣天使忙到死

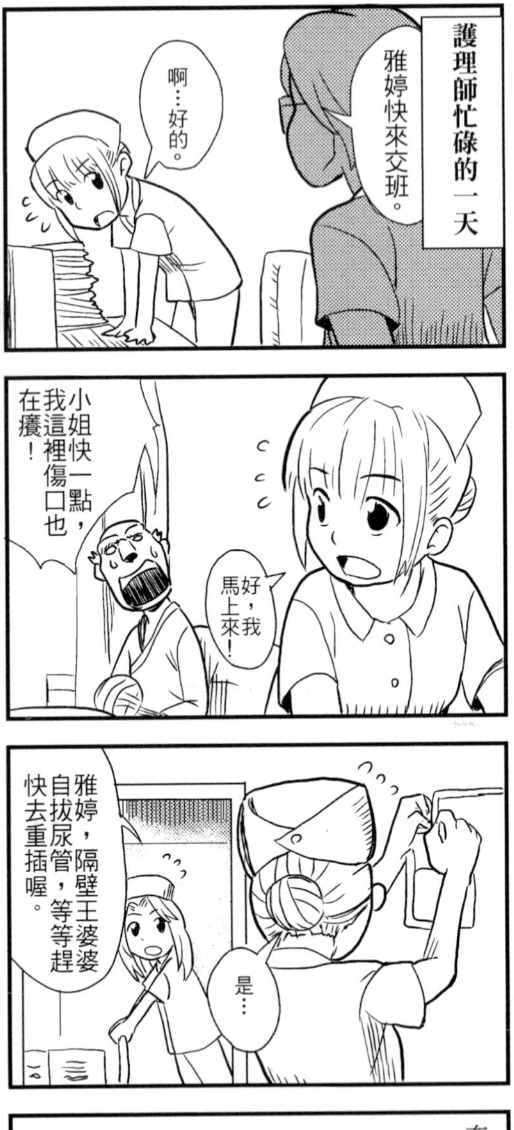

護理師忙碌的一天

雅婷快來交班。

啊…好的。

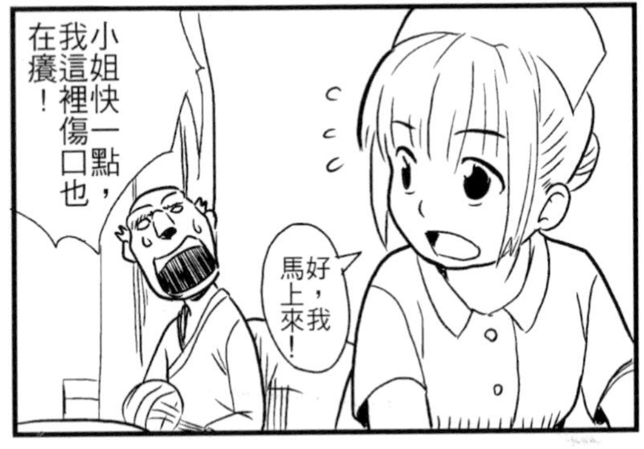

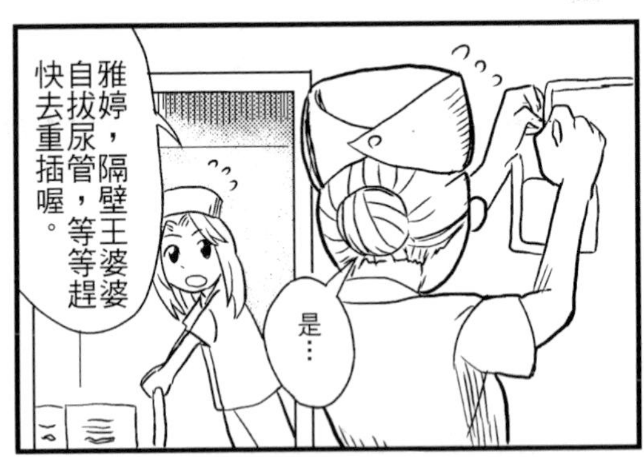

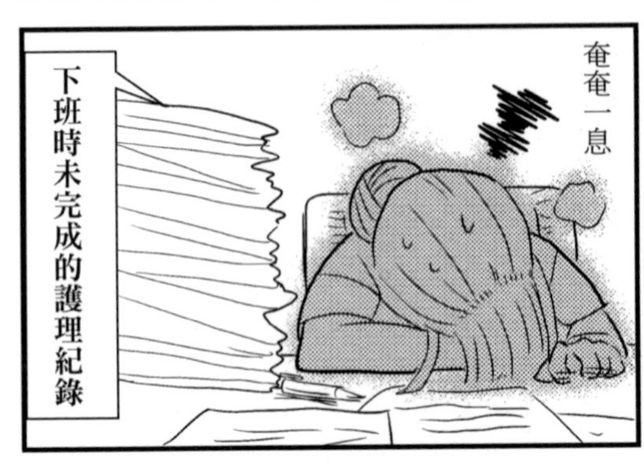

醫院禁忌

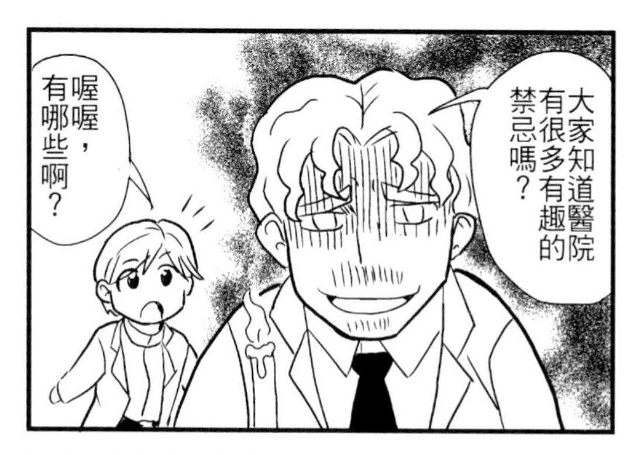
大家知道醫院有很多有趣的禁忌嗎？
喔喔，有哪些啊？

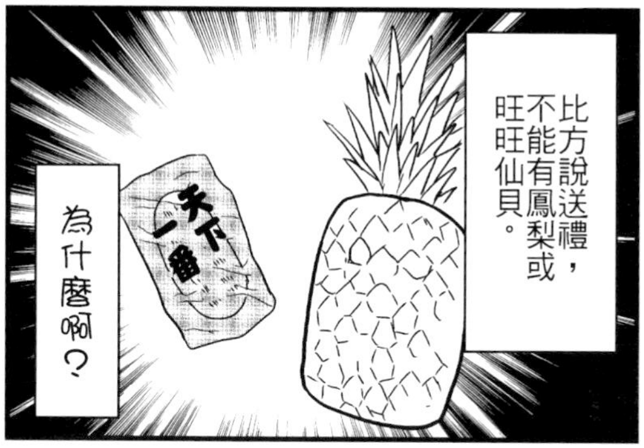
比方說送禮，不能有鳳梨或旺旺仙貝。
天下一番
為什麼啊？

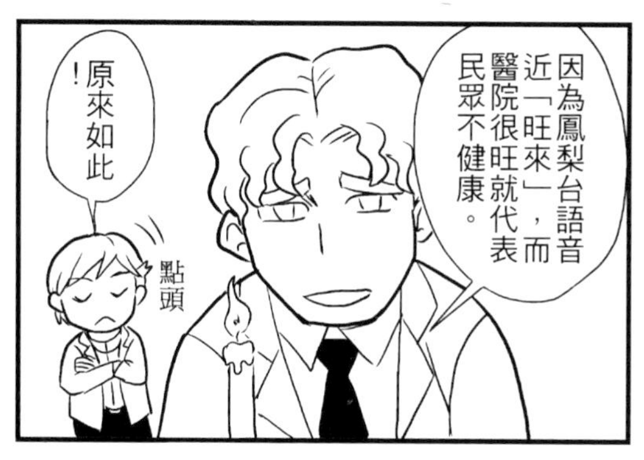
因為鳳梨台語音近「旺來」，而醫院很旺就代表民眾不健康。
原來如此！
點頭

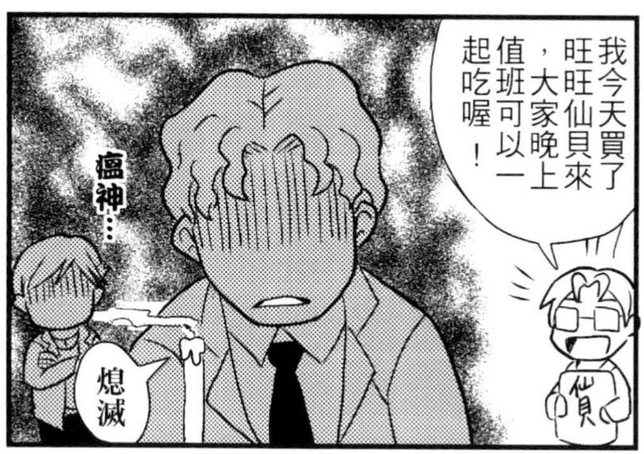
我今天買了旺旺仙貝來，大家晚上值班可以一起吃喔！
瘟神……
熄滅

一笑傾城

飆哥住手！
病房裡面不能抽菸！
嗯？我沒有抽菸啊！我只是把菸當蚊香用啊！
醫師你不爽的話跟我小弟說。

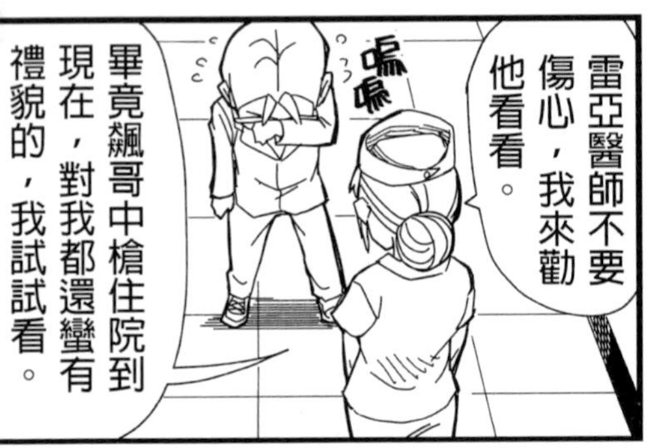

雷亞醫師不要傷心，我來勸他看看。
嗚嗚
畢竟飆哥中槍住院到現在，對我都還蠻有禮貌的，我試試看。

飆哥先生不要抽菸喔！
這樣你的槍傷才會癒合得比較快喔！
乖～

我這輩子最討厭有人在醫院抽菸了！
誰敢在醫院抽菸我就海扁他！
轟轟轟
轟轟！
雅婷太厲害了，應該頒個諾貝爾和平獎給她…

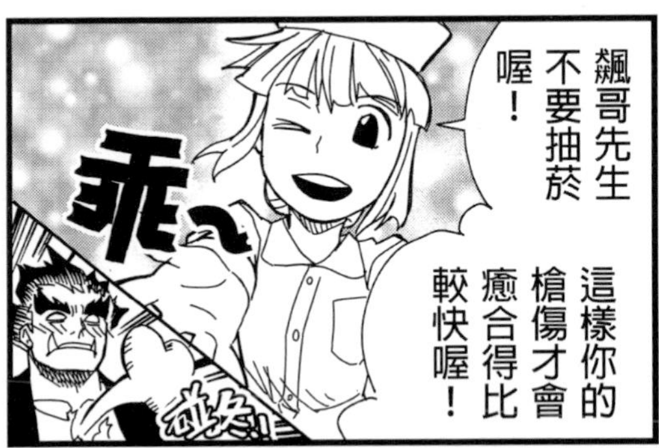

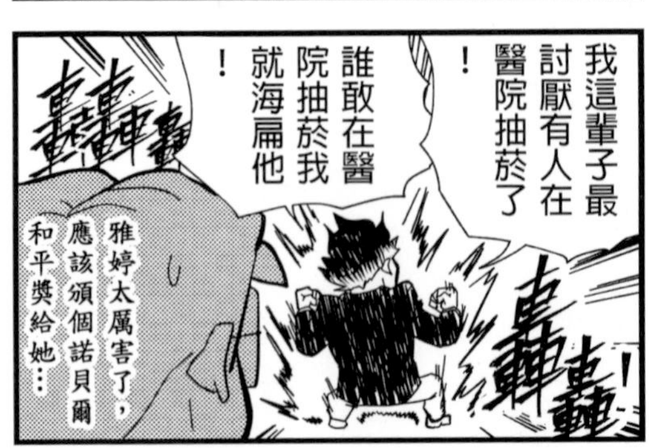

善意謊言

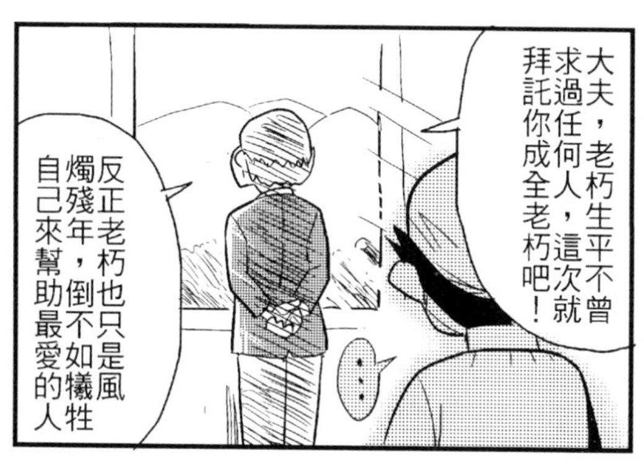

大夫，老朽生平不曾求過任何人，這次就拜託你成全老朽吧！
反正老朽也只是風燭殘年，倒不如犧牲自己來幫助最愛的人
…

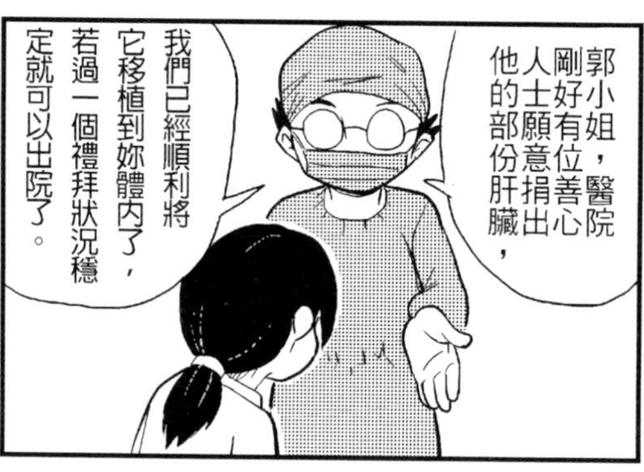

郭小姐，醫院剛好有位善心人士願意捐出他的部份肝臟，
我們已經順利將它移植到妳體內了，若過一個禮拜狀況穩定就可以出院了。

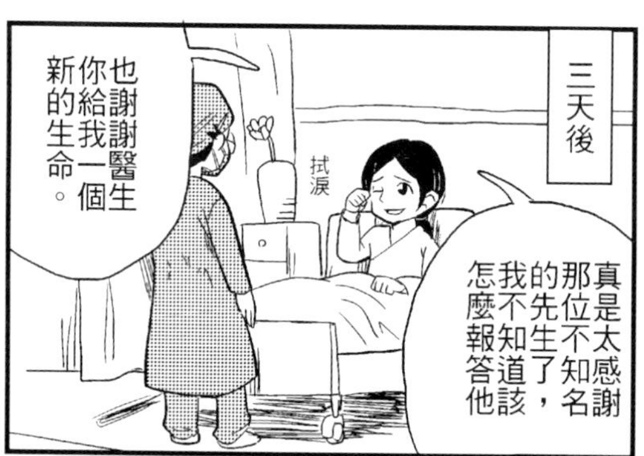

三天後
拭淚
真是太感謝那位不知名的先生了，我不知道該怎麼報答他
也謝謝醫生你給我一個新的生命。

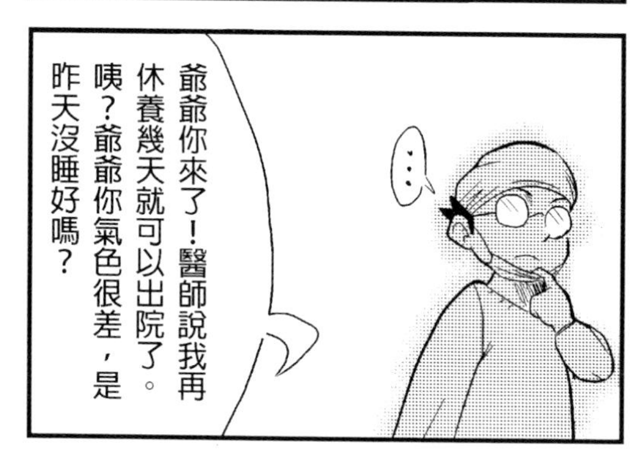

爺爺你來了！醫師說我再休養幾天就可以出院了。咦？爺爺你氣色很差，是昨天沒睡好嗎？
…

醫師等級

許多民眾對於醫師的頭銜和職稱不太了解。

林子堯醫師

今天就由我來為大家解說。

其實是這樣子的！

主任 老大

我是神!!!

專科醫師

主治醫師VS → 我超強!

研究醫師Fellow → 我想升VS

住院醫師

總醫師CR → 萬能工頭

住院醫師Resident → 住在醫院

PGY醫師 → 流動獸力

醫學生

實習醫師Intern → 打雜勞力

見習醫師Clerk → 人形立牌

那各位懂了嗎？
......
人形立牌眾

請問老師，你頭上為什麼戴紙袋？
你們有在聽我說嗎?!

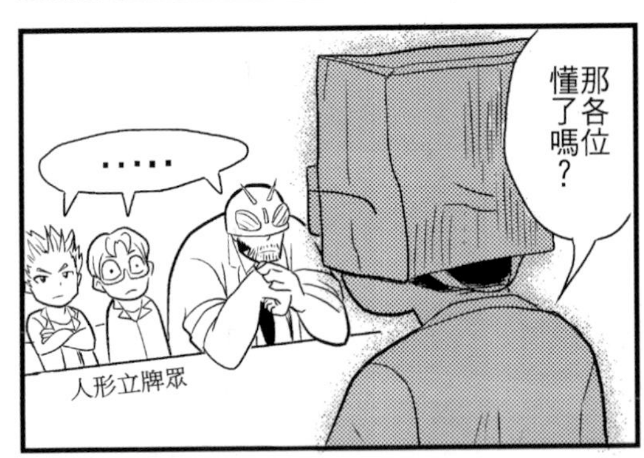

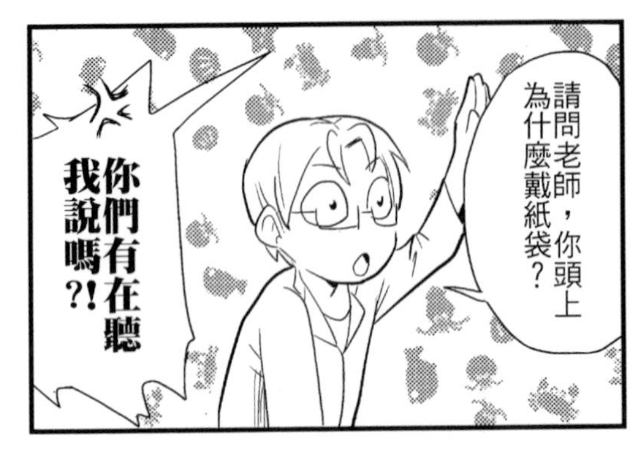

盧山真面目

林醫師為啥你在漫畫中要戴紙袋啊？

開什麼玩笑！漫畫有那麼多醫界黑幕，當然不能露臉！

會被綁架做成海邊消波塊的！

讓人看看你的盧山真面目吧!!

哪呢!?

哈哈！沒想到還有一層吧！這就是我家族代代相傳的變臉紙袋術！
噹!

我看你有幾層紙袋可以讓我扒！
不！雷亞救我啊！
砰!
砰!
砰!
砰!
兩位老師的感情真是好。

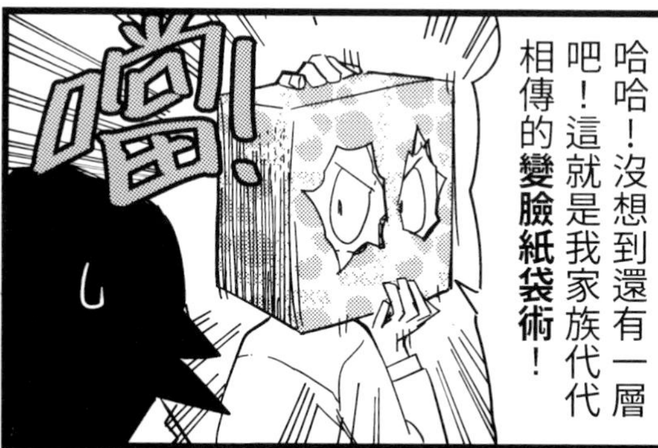

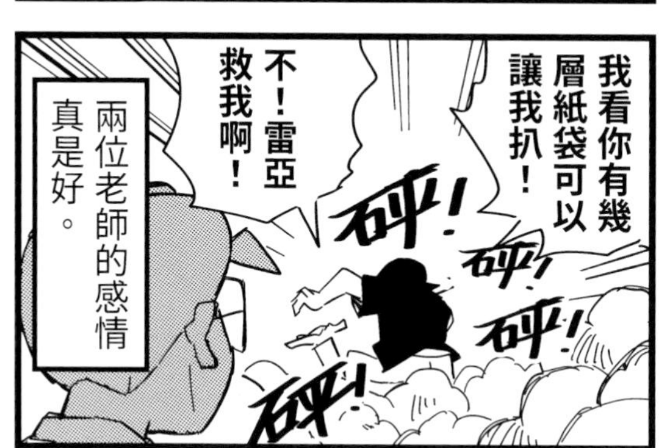

人滿為患

若有病人需要支援急救，每家醫院就會廣播各自專屬的數字代號，如「9595」，就是音近「救我救我」。

1314 一生一世
1372 一廂情願
1573 一往情深
1711 一心一意
1920 依舊愛你
1930 依舊想你
1985 你就幫我
…
…
5891 無法救你
（以上純屬亂聯想）

屆時聽到廣播，相關醫護人員必須盡速前往急救。

半夜12點吃晚餐中
【廣播】
8A病房1床9595！
8A病房1床9595！
大驚

快報告狀況！
8A 15
誰偷摸我屁股！
病人跌倒撞到頭了！
人太多啦！我吸不到氣了！

病人救活了，可是有幾位醫護人員死於氧氣不足…奇怪…
呃……

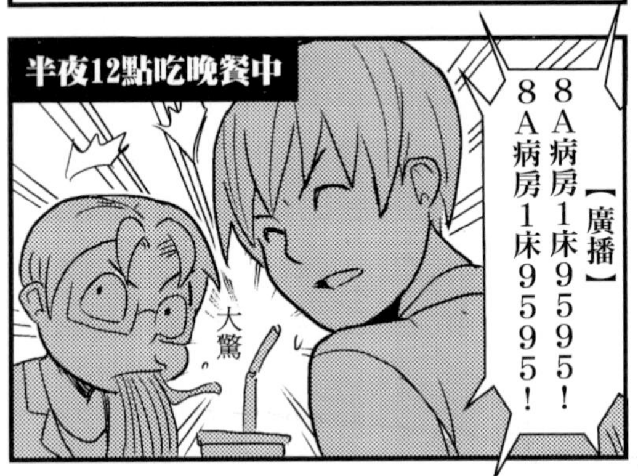

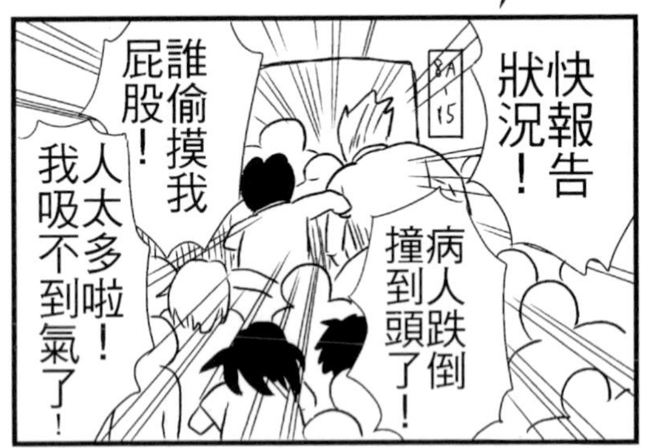

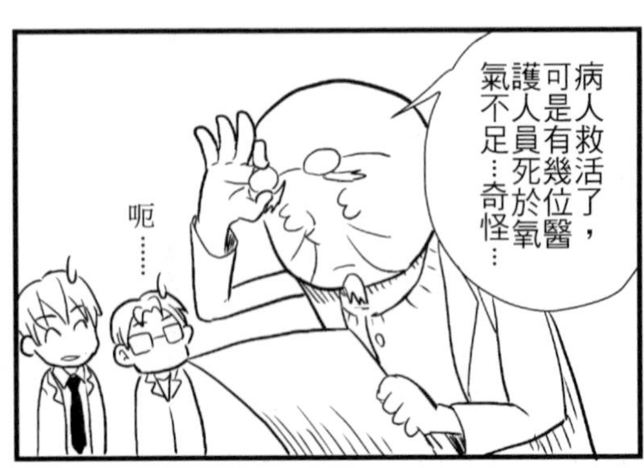

相見恨晚

歐羅

現在急診暴力頻傳，我們的醫師必須要會武術來防身。露兩手來瞧瞧吧。

龍主任

三腳貓就回家種田吧！

面試官

龍主任！我們真是相見恨晚啊!!

就讓你瞧瞧

喝哈！少林寺十八銅人！

爆衣

好氣功！

哇！我要被吹走了

但別太囂張了！讓你瞧瞧急診醫師的實力！ER！
哇
哇
爆衣
驚
這……好體魄！

因為其他候選人都被吹走，歐羅選上了。
學弟！
主任！

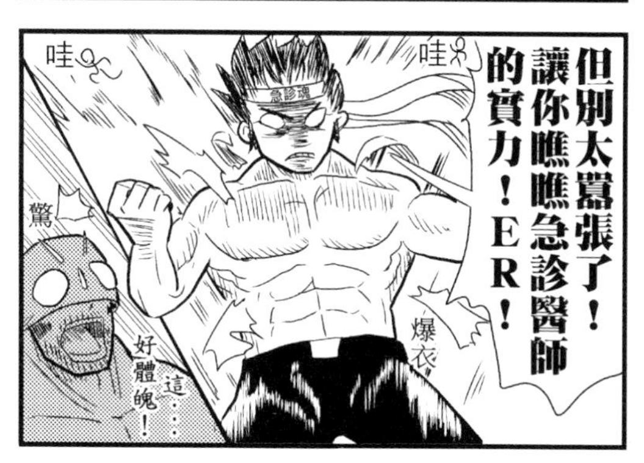

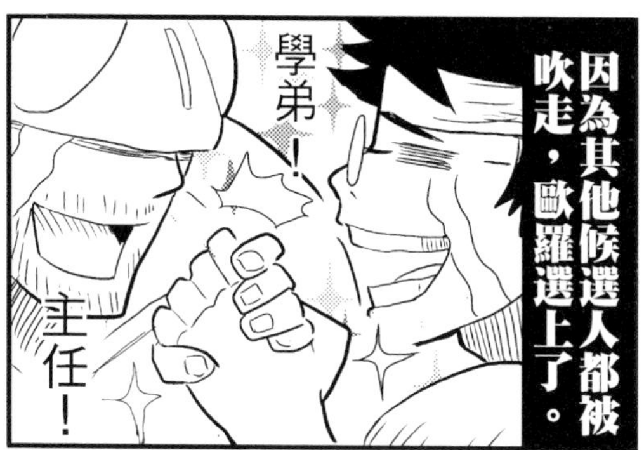

物極必反

你有聽說嗎?有人說老闆最近生病了,還滿嚴重的。
什麼?

拜託,這種無稽之談你也相信,
與其在這講八卦,倒不如趕快把病歷寫一寫,金老大等等就來巡房了。
上次拖到看日出,你難道想悲劇重演嗎?
嗨,兩位見習醫師。

你們怎麼這麼晚了還在醫院呢?你們趕快回家念書、睡覺,這樣明天才有精神照顧病患啊!
晚上的病患交給我就夠了,回去吧孩子!

他真的病了。今天宵夜我請你,慶祝一下
嗯,希望這是種不會好的絕症。
我要吃咖哩
那邊的護士小姐,打點滴我來幫你打就好了,你去休息!
醫德至上

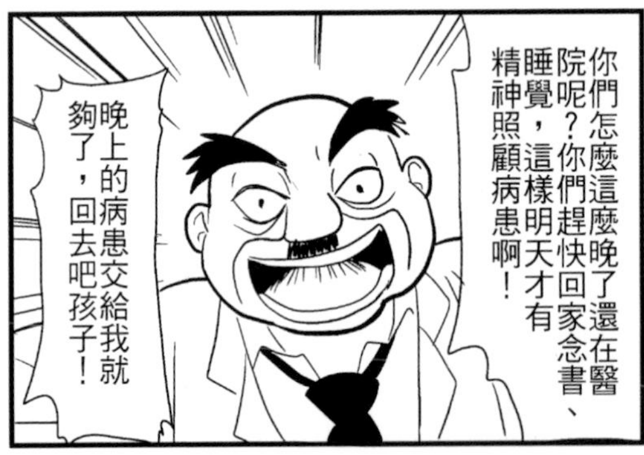

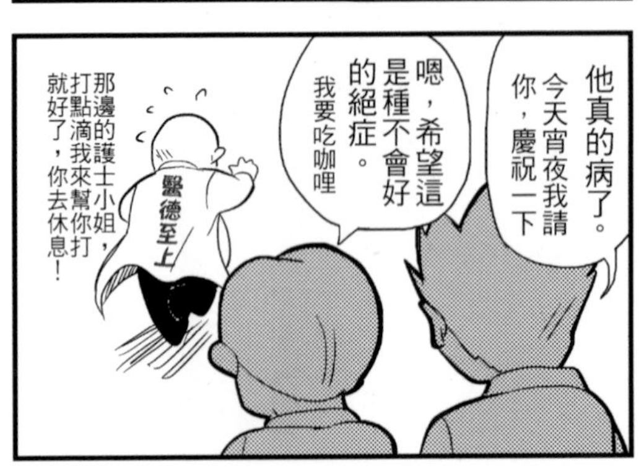

天天「開心」

211

今天剛換科見習，不知道這科的病人是怎樣的狀況呢？

先來去跟他們問候打聲招呼吧！

大家好，我是新來的見習醫學生，不知道諸位最近狀況如何呢？

有沒有**天天開心**啊！

心臟外科
醫師，我昨天才剛開完心臟耶！天天開心臟會死掉吧？
我前天剛開

又說錯話了
抖

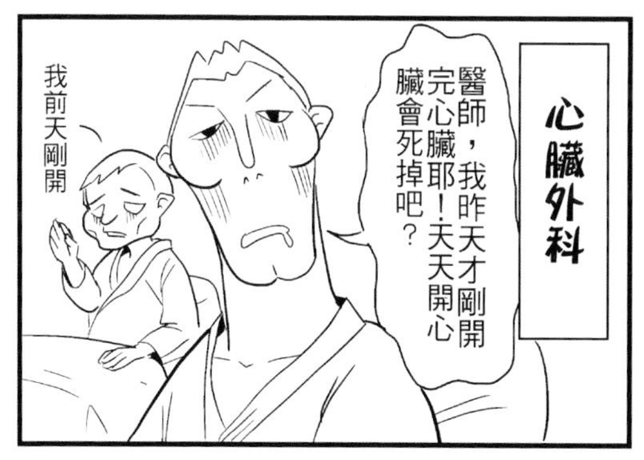

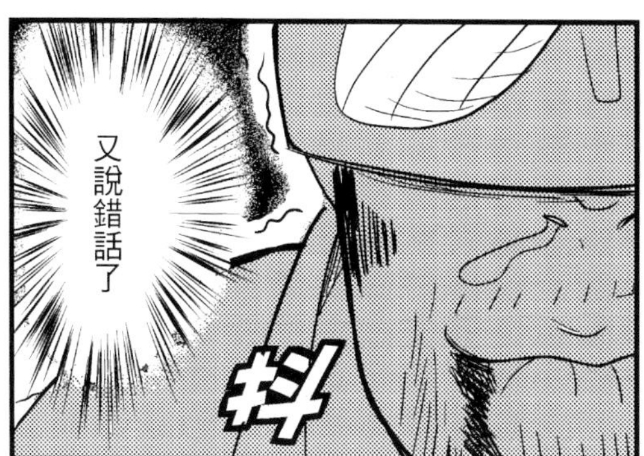

無後為大

凱爾先生，你所感染的病菌，已經由你的香港腳傷口進入，

開始往大腿侵蝕，如果不進行截肢恐怕有生命危險。

什麼截肢！我凱爾縱橫沙場幾十年，這雙腿不知道救過我幾次命，你要我截肢？我寧願病死！阿哩固！
這雙腿就好像我的親生子女一樣，你有聽過當父母的會犧牲子女救自己的嗎？
…

非常英勇，凱爾先生，我尊重你的意願。即使知道這病菌接下來就會侵蝕你的大腿、感染你的睪丸，我也不會強迫你接受手術的。
轉身
您真是男子漢！
!
蝦毀？入侵睪丸！

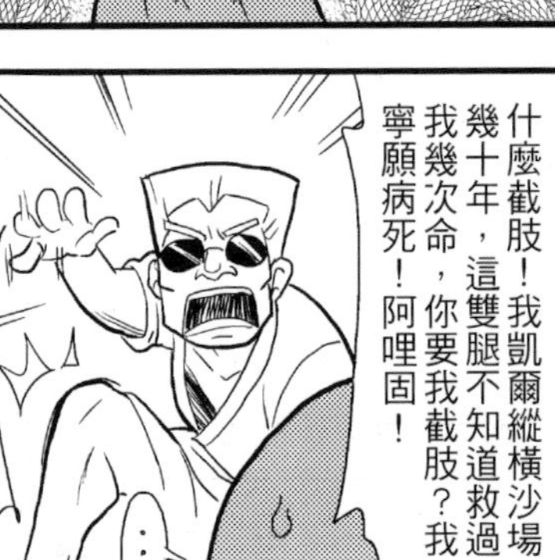

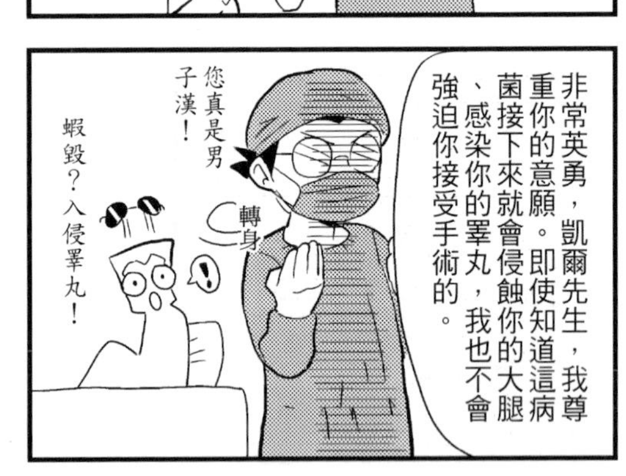

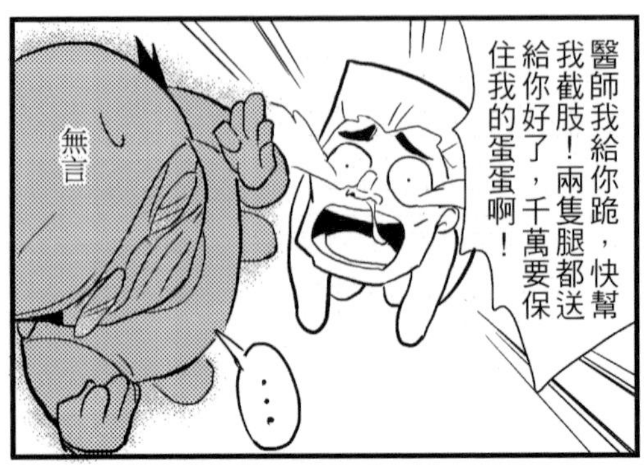

醫師我給你跪，快幫我截肢！兩隻腿都送給你好了，千萬要保住我的蛋蛋啊！
無言
…

紅包白包

金院長您好，感謝您這幾個月來的關照。

掏

嗯？

這裡一點心意，請收下

這是?難道是傳說中的紅包？

我怎能收紅包！我行醫多年，一向是以「醫德至上」、「清廉行善」為座右銘！
況且醫院也有明文規定禁止收病人紅包！

咳，但是如果你把它改裝在白色信封，我是可以勉強接受你這份心意啦！
醫院沒有明文禁止收白包…
…
這哪招？

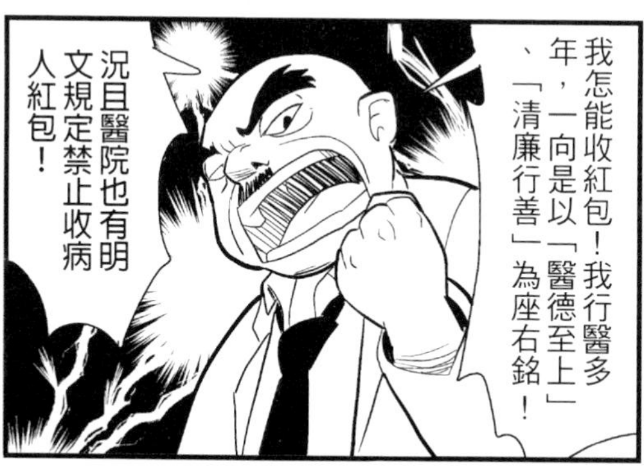

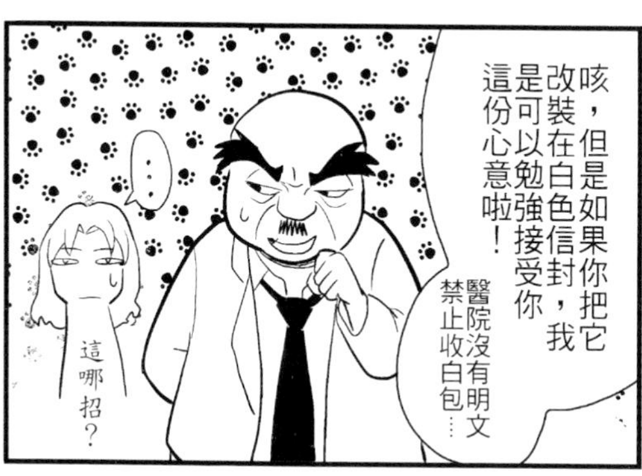

永遠總醫師

觀賞開刀中

加藤學長真厲害！

雕蟲小技。

總醫師學長，我聽見加藤學長稱呼你學長，但是為啥他都主治醫師了，你還是當總醫師啊？

！

歐君同學你這問題非常好，讓我來告訴你吧。
好啊！

其實我是刻意不升上主治醫師。
這樣才能一直鍛鍊自己。
呃……

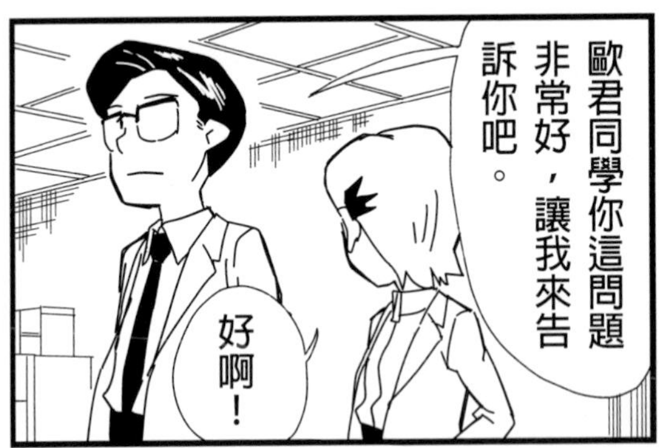

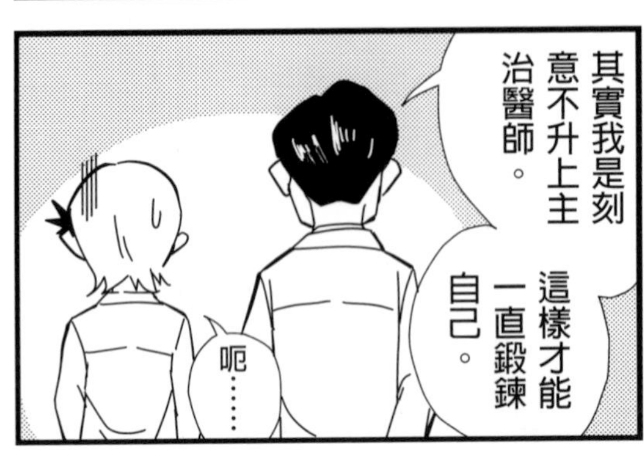

口上醫德

突襲口試！請問醫**學倫理的四大原則**是什麼？

答不出來就代表沒有醫德要當掉!!

四大原則是尊重自主、不傷害、行善和正義。
什麼?!竟然能真的背出來！

哈哈，我超有醫德的啦！
果然在我的諄諄教誨下，大家都越來越有醫德了呢！

醫師我肚子痛，請問廁所在哪裡？
我下班啦，你去問別人吧！
喂！說好的醫德呢？

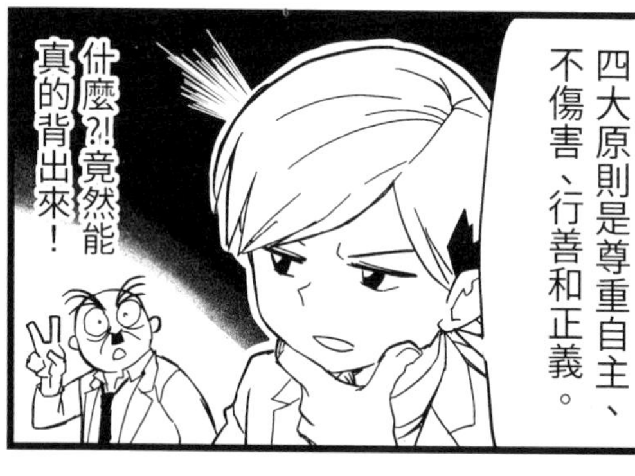

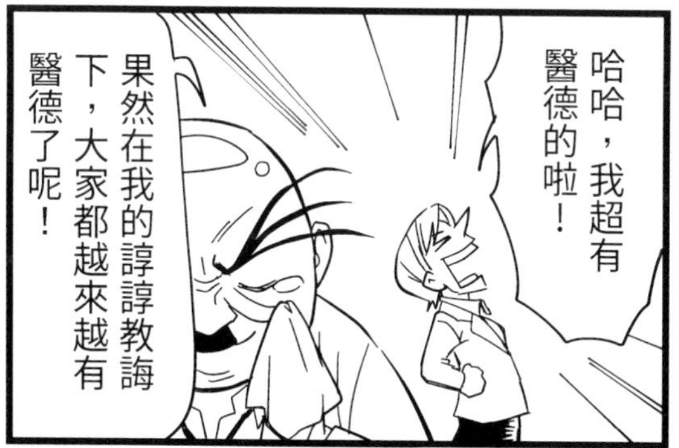

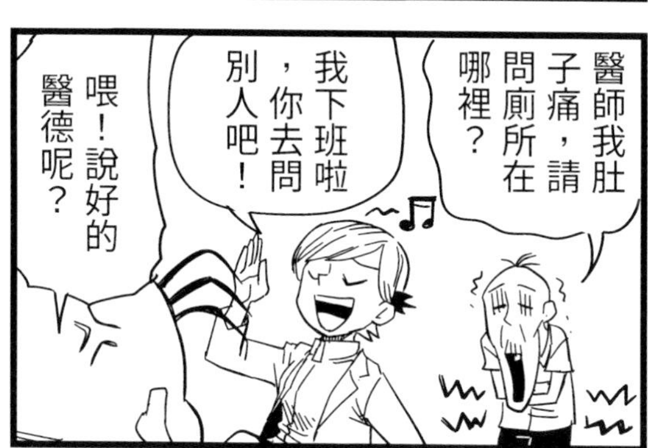

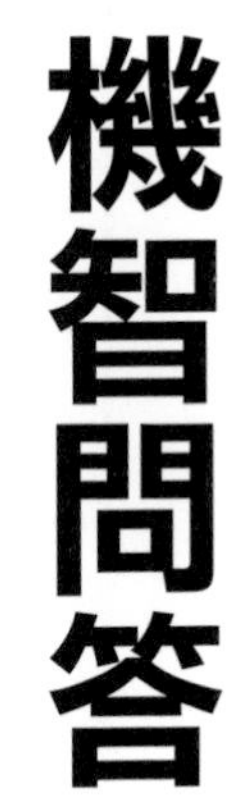
機智問答

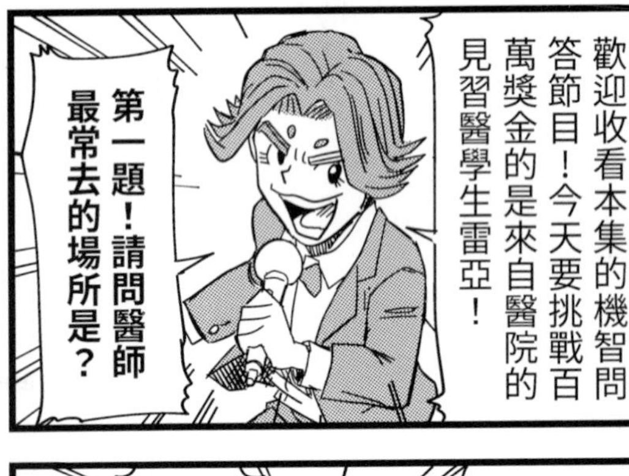
歡迎收看本集的機智問答節目！今天要挑戰百萬獎金的是來自醫院的見習醫學生雷亞！
第一題！請問醫師最常去的場所是？

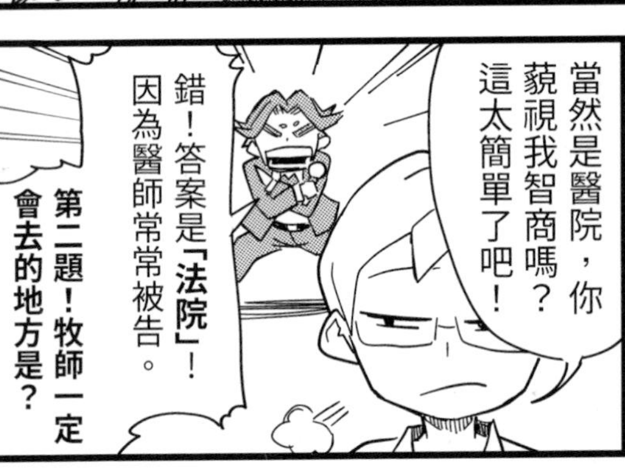
當然是醫院，你藐視我智商嗎？這太簡單了吧！
錯！答案是「法院」！因為醫師常常被告。
第二題！牧師一定會去的地方是？

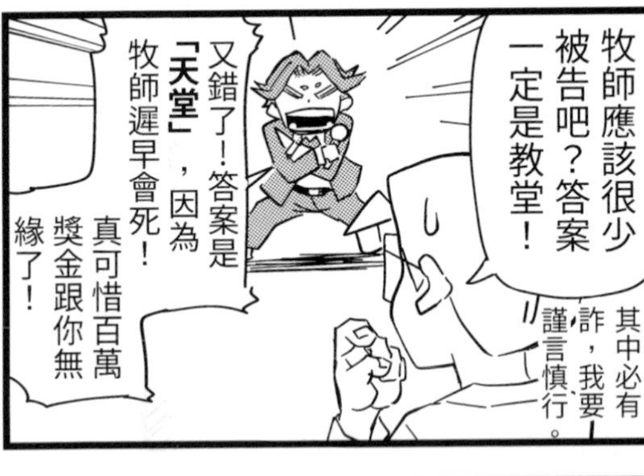
牧師應該很少被告吧？答案一定是教堂！
其中必有詐，我要謹言慎行。
又錯了！答案是「天堂」，因為牧師遲早會死！
真可惜百萬獎金跟你無緣了！

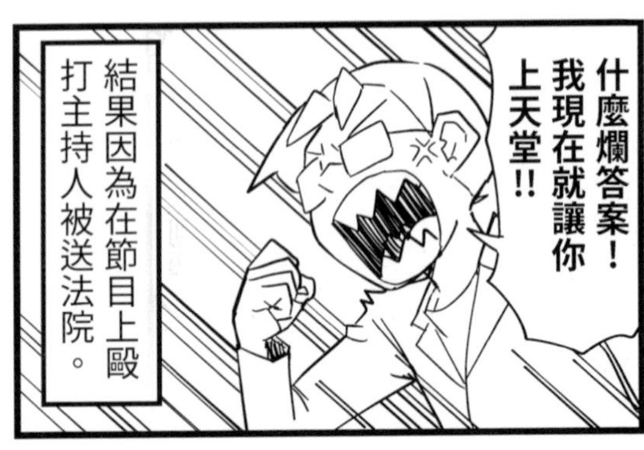
什麼爛答案！我現在就讓你上天堂!!
結果因為在節目上毆打主持人被送法院。

過猶不及

加藤你又遲到了！以後在我查房前一個小時，你要先看過病人！
主任
遵命，丁丁主任！
主治醫師

你要比我早一個小時先來看病人！
主治醫師
你要比我早一個小時先來看病人！
總醫師
你要比我早一個小時先來看病人！
住院醫師
無限延伸……

見習小弟，你要比我早一個小時先來看過病人！
護理長
我算一下要提早幾小時，一加一加一加一……
活動路障

竟然給我遲到四小時，當掉這個見習醫師!!
明明加起來等於20啊！
雷亞提前了20小時

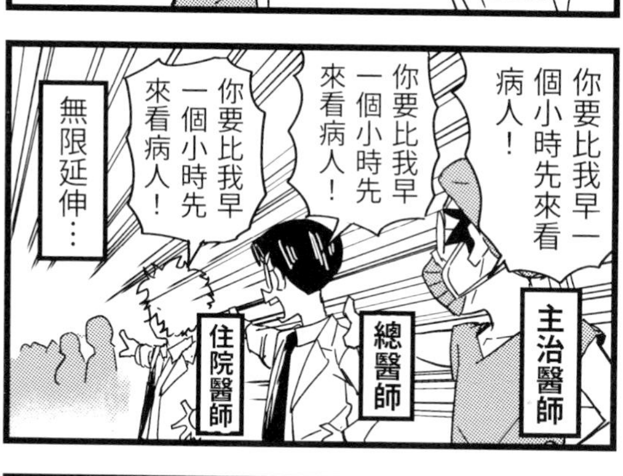

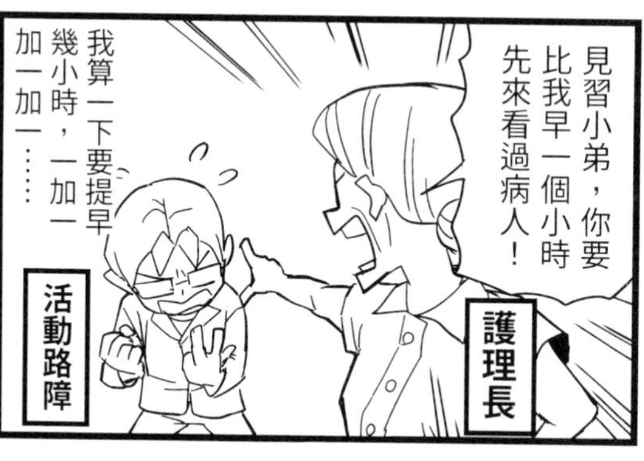

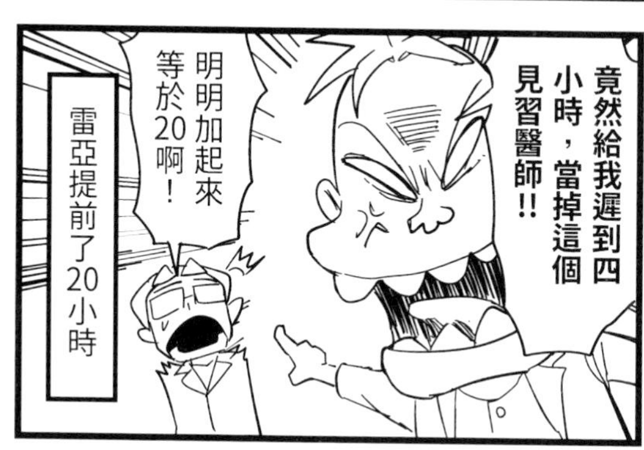

愚人劫

今天是愚人節，來跟病人開個小玩笑好了！

先生，昨天檢查出來了，你罹患了大腸癌末期，請節哀…
大驚
什麼！昨天不是才跟我說只是吃太多人工香精拉肚子嗎？
竊笑

哈哈哈，瞧你緊張成那樣，今天愚人節開個玩笑而已啦！
枉費你說你是個測謊家。
殺意萌生

其實我是位律師，給我兩百萬精神撫慰金，不然告到你脫褲子！
我錯了!!

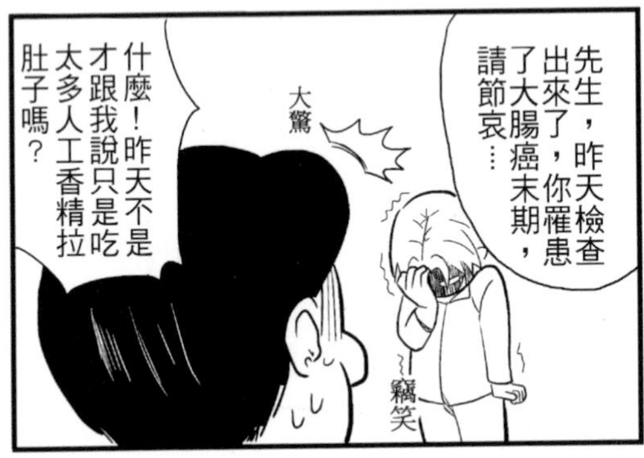

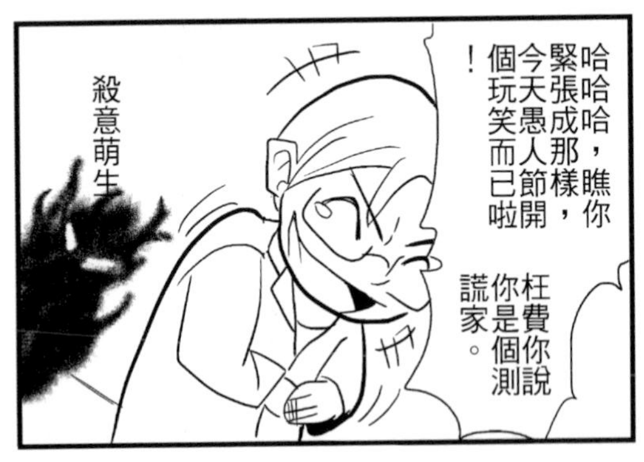

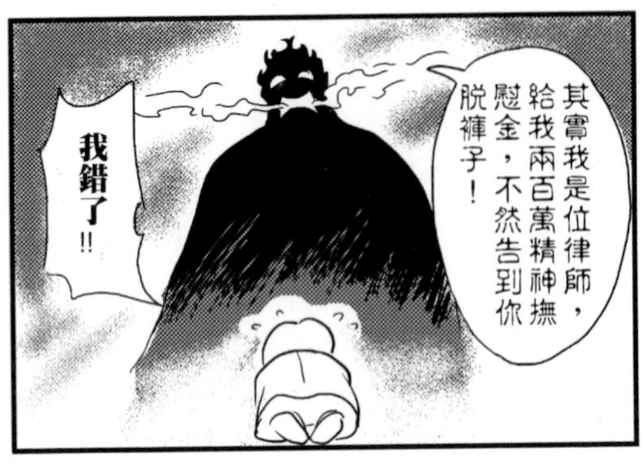

反璞歸真

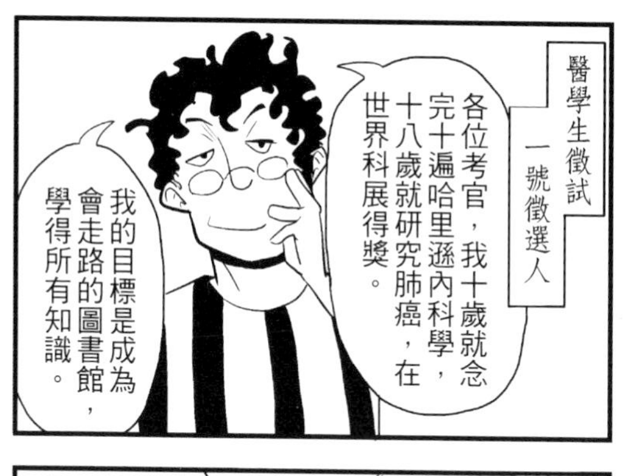

醫學生徵試 一號徵選人
各位考官，我十歲就念完十遍哈里遜內科學，十八歲就研究肺癌，在世界科展得獎。
我的目標是成為會走路的圖書館，學得所有知識。

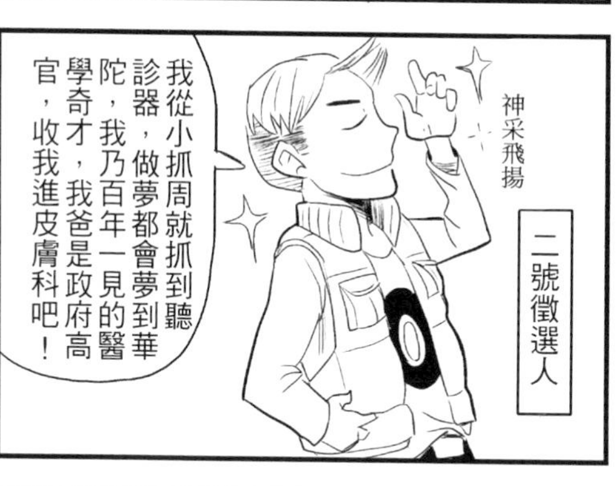

二號徵選人
神采飛揚
我從小抓周就抓到聽診器，做夢都會夢到華陀，我乃百年一見的醫學奇才，我爸是政府高官，收我進皮膚科吧！

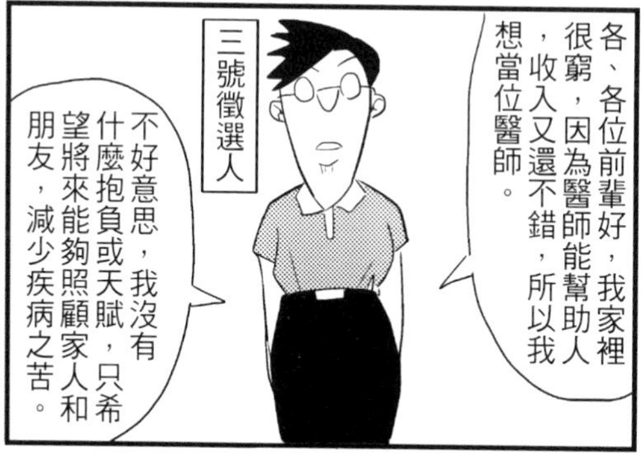

各、各位前輩好，我家裡很窮，因為醫師能幫助人，收入又還不錯，所以我想當位醫師。
三號徵選人
不好意思，我沒有什麼抱負或天賦，只希望將來能夠照顧家人和朋友，減少疾病之苦。

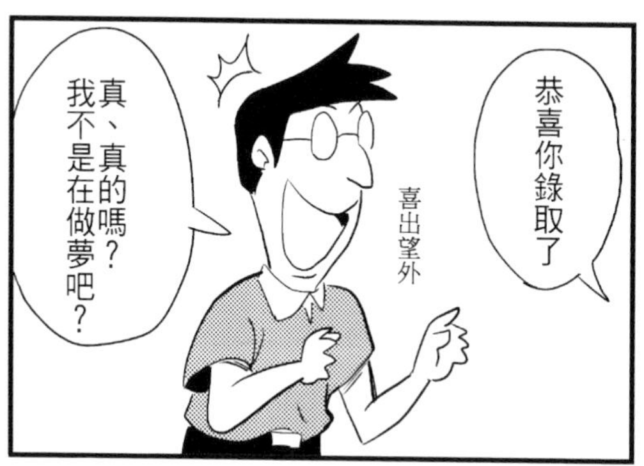

恭喜你錄取了
喜出望外
真、真的嗎？我不是在做夢吧？

重新介紹

歷經見習半年，雷亞終於來到精神科見習

各位學長姐好!!

各位同仁，讓我們歡迎這週來精神科見習的醫師－雷亞。

大家好，我叫雷亞。我從小看尼斯湖水怪逆流而上，因此發憤圖強考上醫學系，希望能藉此達到維護世界和平的目的!!

請問這樣的簡介可以嗎？還是我再介紹一下我跟怪醫黑傑克的相識過程？
…

蝦米，我真的看過尼斯湖水怪啦！跟黃色小鴨差不多啊！
各位同仁，重新介紹，這位是這週來住院的病人。
請大家好好治療他。

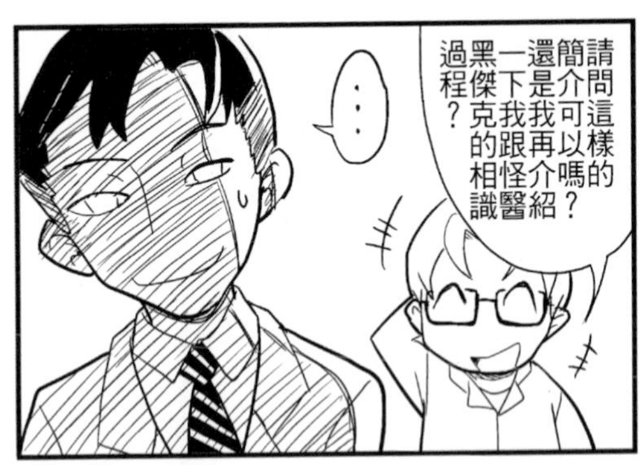

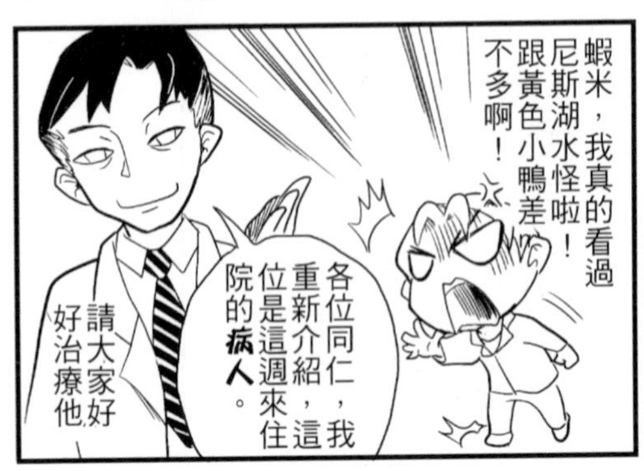

病入膏肓

陳小姐，我不是一再告訴妳要戒菸嗎？抽菸會惡化你現在的病情，你如果把我肺腑之言當廢言。

再抽下去大羅天仙也難救你的命啊！

花容失色

醫生我明白了，為了健康著想，今天開始我就再也不抽煙了。
淚
恭喜，你能下定決心真是太好了……

是啊，為了慶祝，來根煙吧！醫生你要不要？
呼
病入膏肓沒救了……

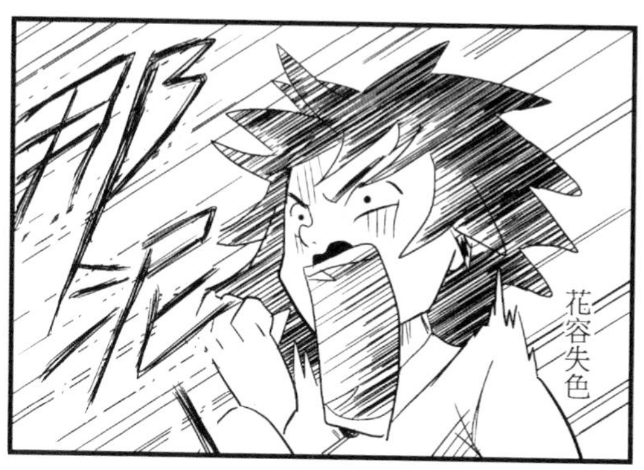

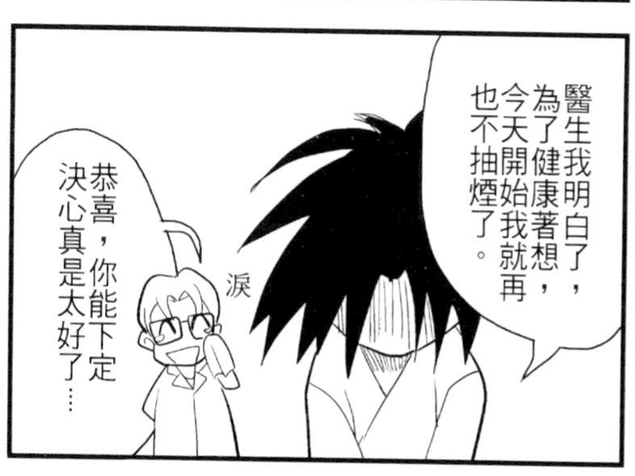

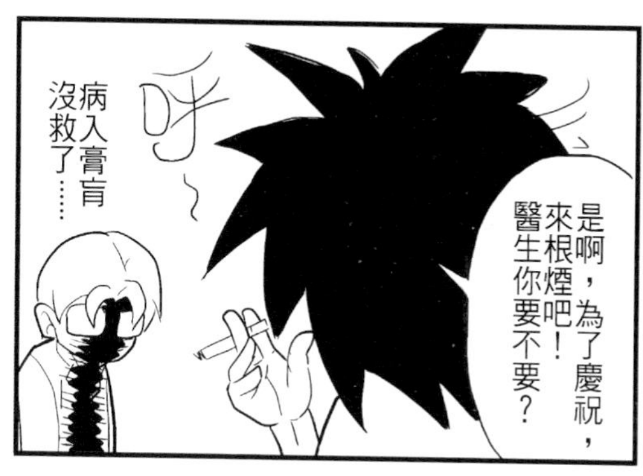

透視人心

崔醫師是醫院精神科主任。

據說能讀心，能讓人說出秘密。

說看看，你毒品哪來的？
我怎麼可能跟你說！
條子叫你來也沒用！

嗯哼…再說看看。
我、我是不會說的!!
啪！

嗯哼…請繼續說，還有嗎？
好可怕！不要再靠過來了！，我是跟飆哥買的！
不要啊~！

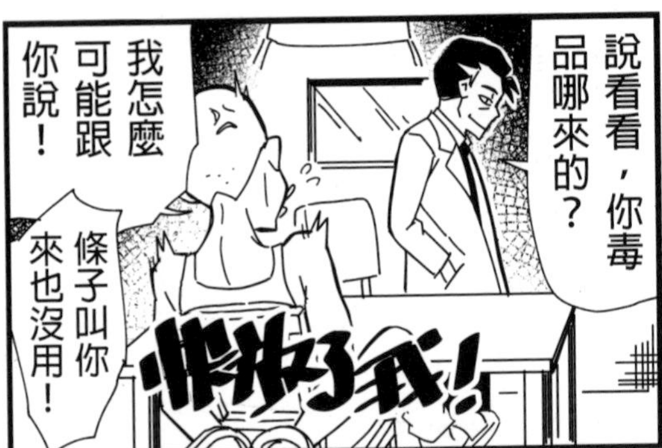

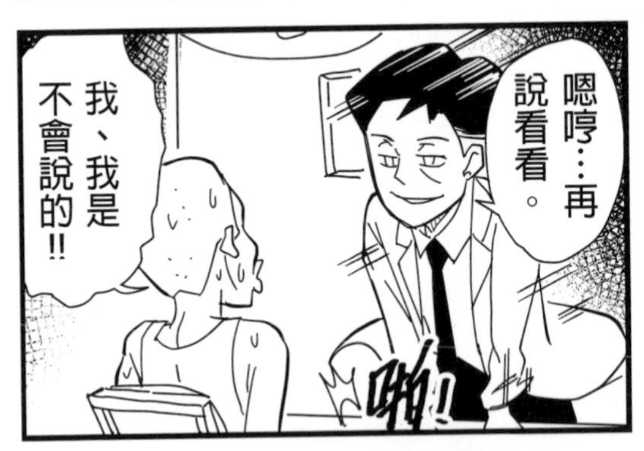

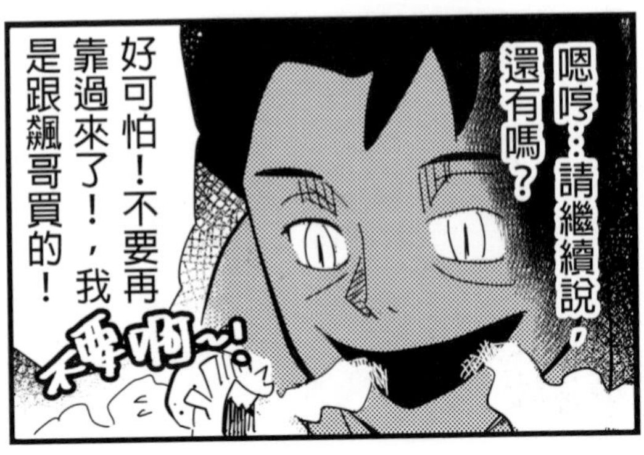

地球是很危險滴

精神病房內
我們火星人都可以扛起自己十倍的重量
啊！陳先生你又亂拿別人枕頭！

那有什麼稀奇，我們天王星人可以跳躍一個山頭
啊！高先生不准站在病床上

那你呢？你有什麼能力？
嗯？
滿頭包

我們地球人可以破壞臭氧層和製造核汙染。
地球人真是太可怕啦！
塊陶啊！

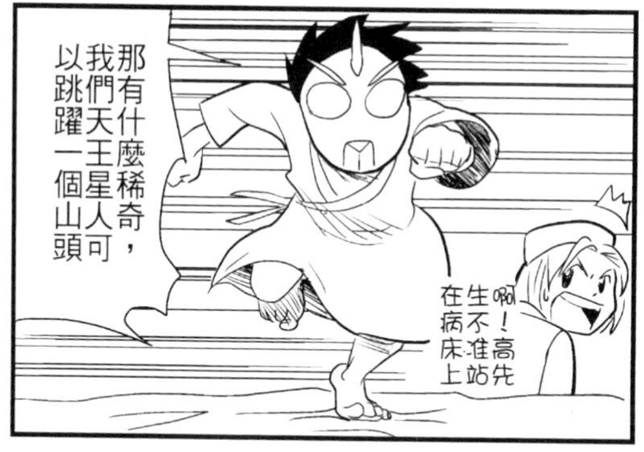

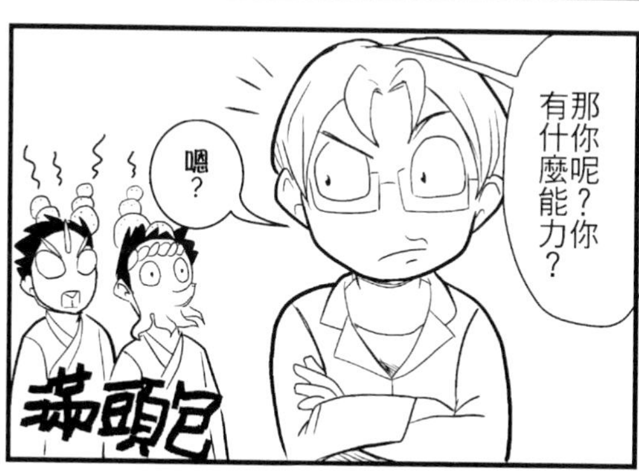

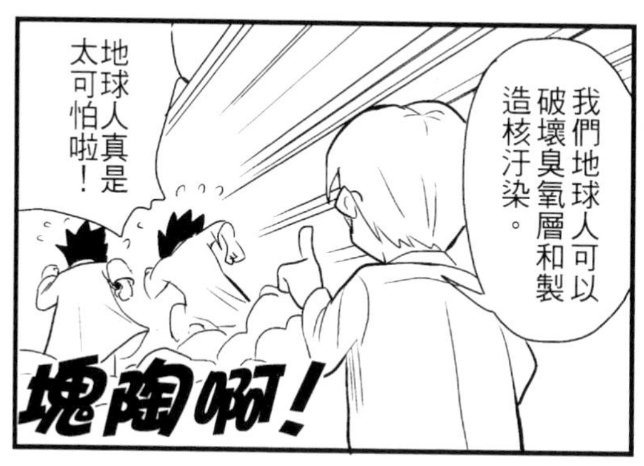

國王的颱風假

某個假日

因應納莉颱風風強雨大，全台停止上班上課，請各位民眾趕緊落跑。

嗯？放假了？

醫護人員是神聖的職業，要犧牲奉獻，颱風天你們不准休息，還要加開門診！

就你啦，給我去看額外的門診！

呃，是…

納莉颱風衝衝衝，僅花了十秒就掃過台灣，天氣放晴了！
颱風突然走了，至少不用看加開的門診了吧！

颱風雖然走了，但既然門診都加開了，你就看吧。
這哪招啊？都你在講！

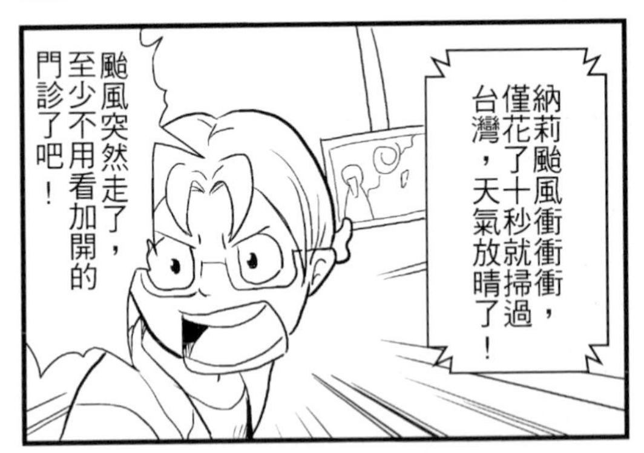

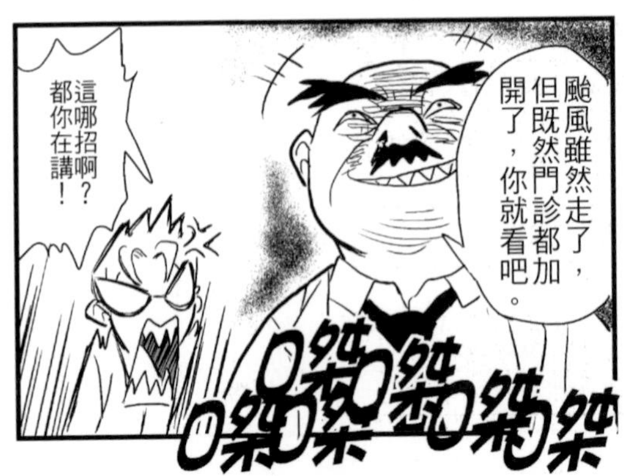

剛剛那位

本庭宣判，因為病人在醫院看A片太興奮，導致心律不整猝死，辛醫師明顯應注意而未注意，判處以電椅全熟極刑！

槓！

大人我是冤枉的啊！

吵死了，唔，小雷子我胸悶，可能昨天電動打太晚了，幫我找一個心臟科醫師過來看我。
我看見希伯克拉底在橋對面對我招手啊啊啊！

報告庭上，剛剛熟掉那位，剛好是本島最後一位心臟科醫師。
…
你可以等他頭七的時候，問他怎麼辦。

操

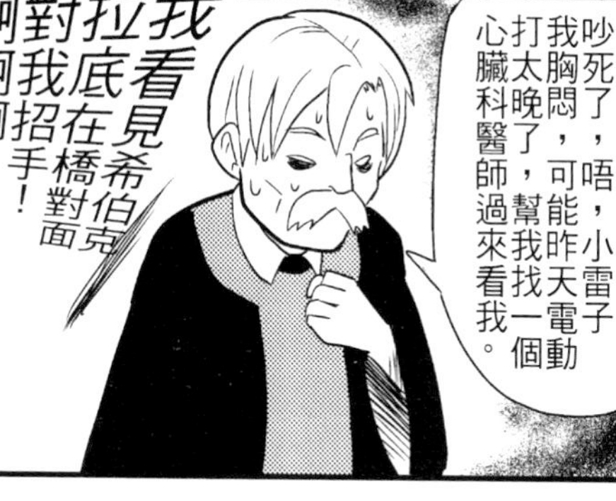

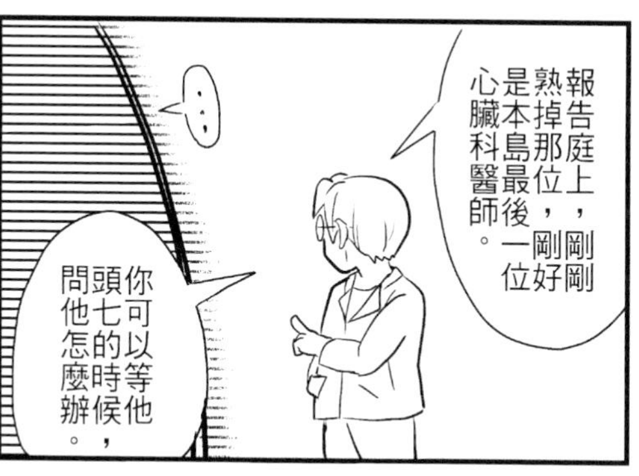

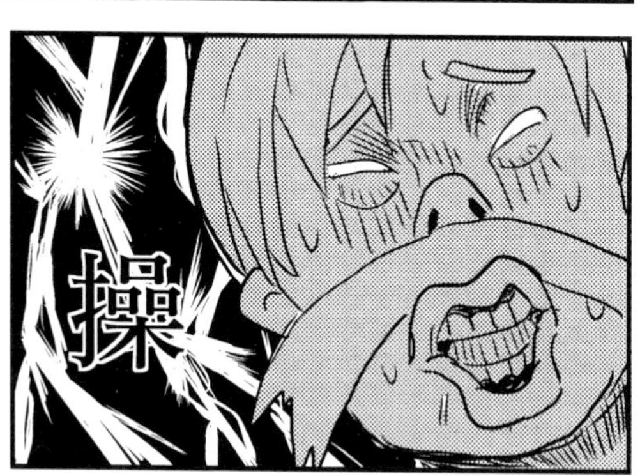

【補充】：希伯克拉底（Hippocrates）是古希臘時代的偉大醫師，被後代譽為醫學之父。

神奇蔥油餅

你得了一種罕見的傳染病，我們必須把你隔離。

什麼？被隔離期間我要怎麼辦？

你放心，隔離的這段期間，我會叫護理師定期送蔥油餅給你。

三星蔥油餅喔

蔥油餅能治好我的病？
傑克！這真是太神奇了！

不能，是因為門縫下只能塞進蔥油餅。你就先撐著點吧。
砸！
昏倒

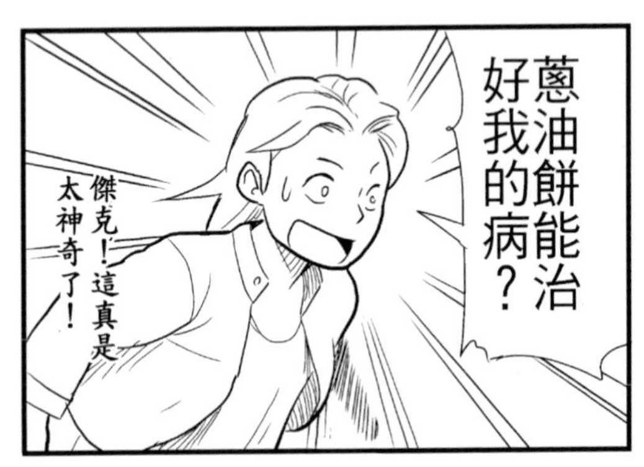

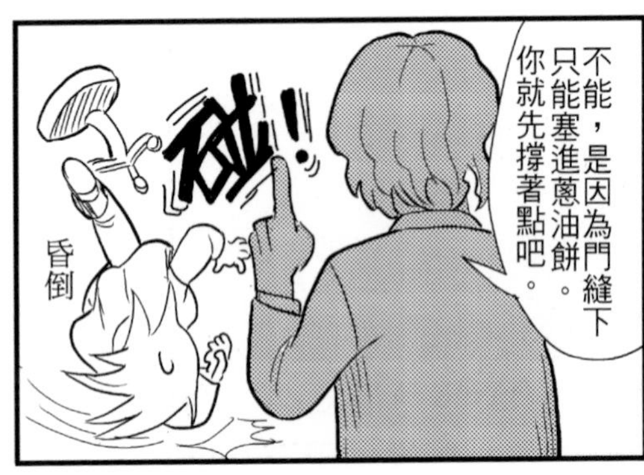

生病沒來

阿天、阿然和阿呆三人有個壞習慣—

嗨

阿囉哈

賣擱來阿……

每天沒事就到醫院掛號，到李醫師的門診聊天。

但有一天，阿呆沒有出現。

咦？你們三人組怎麼少一個？

嗨

阿囉哈

他生病了，在家休息啦！
哈哈，原來如此

這哪招！你們幾個夠了喔！
這種時候才要來醫院吧！
翻桌！

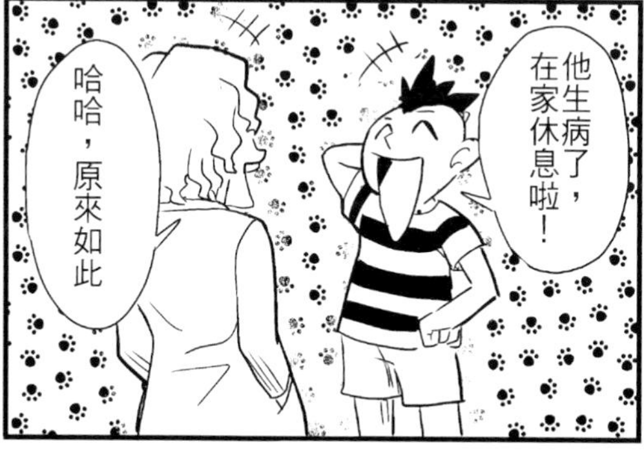

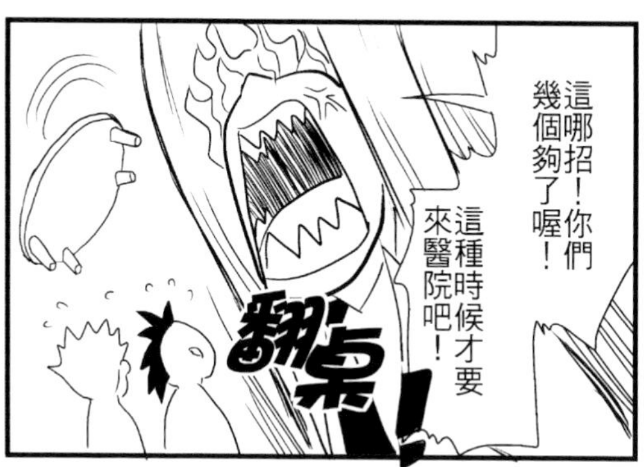

易容?美容?

雷亞，你要不要去醫學美容工作，很有「錢途」，很誘人喔。

有這回事？

眼見為憑，你看——

龍吼

亮麗
一個小時後

這根本是易容、不！這根本是基因突變啊！
恐龍秒進化成靈長類，無可能啊！

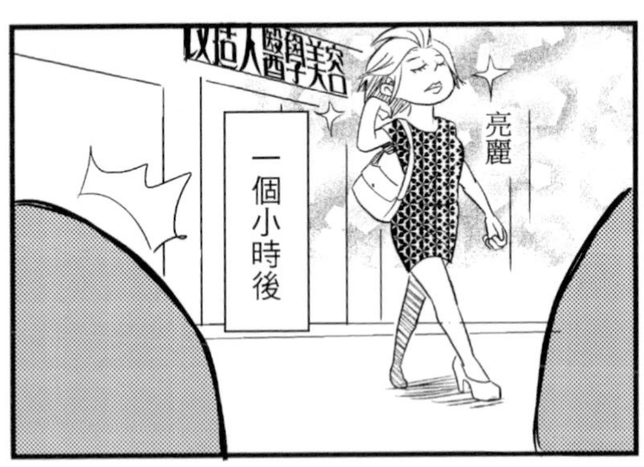

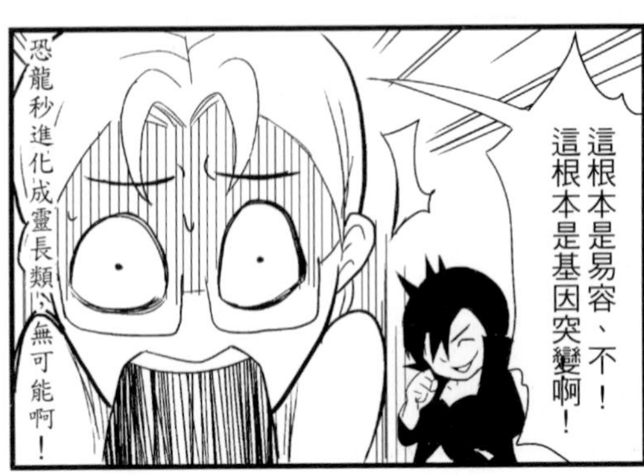

刀癖

許多外科醫師在開刀的時候都會有特殊的癖好

閃亮

刀亦有道

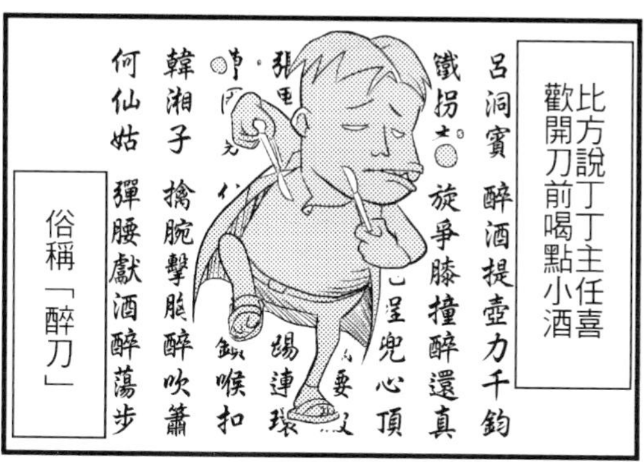

加藤學長開刀的時候喜歡聽搖滾樂，
東區東區東區~~
我要開十個！
開刀節奏精準飛快

但加藤學長刀開不順就會開始丟飛刀……
咻!!
學長，請冷靜，不然我也要動手術了……
噗滋
啊！好煩啊！
滑落

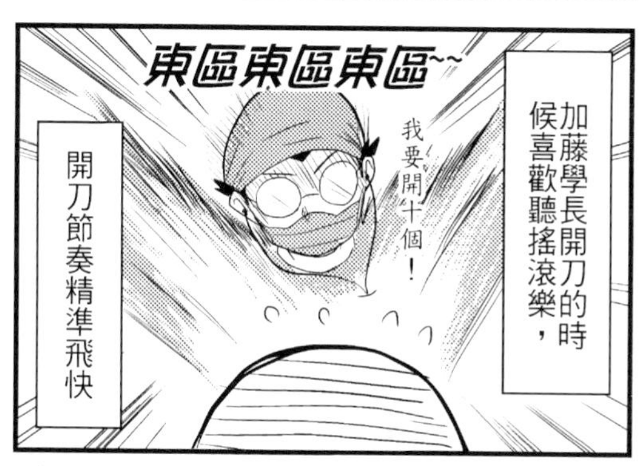

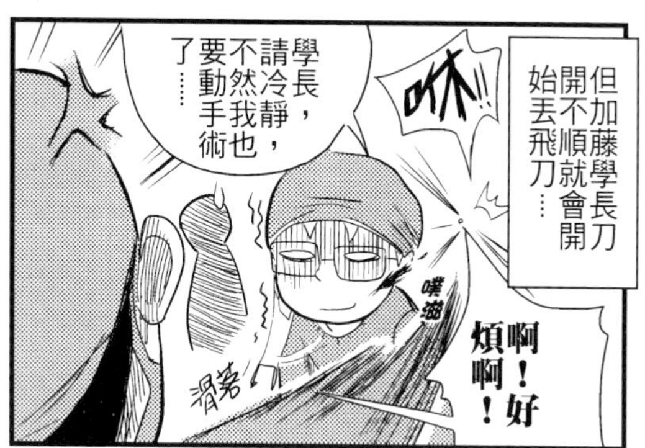

關說優待

騙人，你們怎麼可能沒有床位！我感冒要住單人房！
真的沒有床位啦！
盛氣凌人

我可是民意代表！你要我打電話給你長官嗎？讓你回家吃自己！
……
長官出現
咄咄逼人

學弟沒關係你就給他那個冷氣最涼的床位吧！
點頭
最涼的那個……!!
真的可以嗎？
嘿嘿，關說真好用。

停屍間
……
VIP專用保留席
好涼……

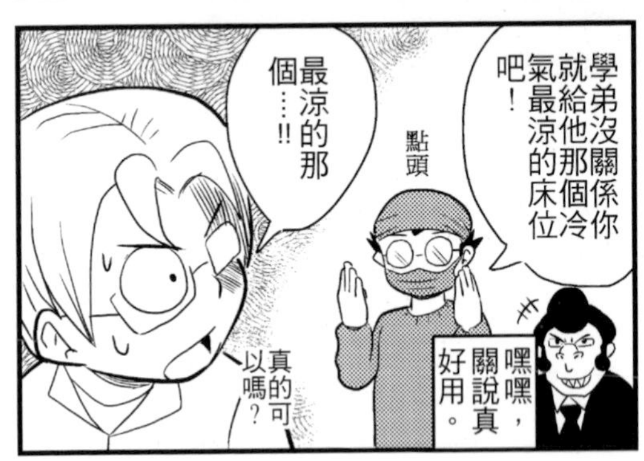

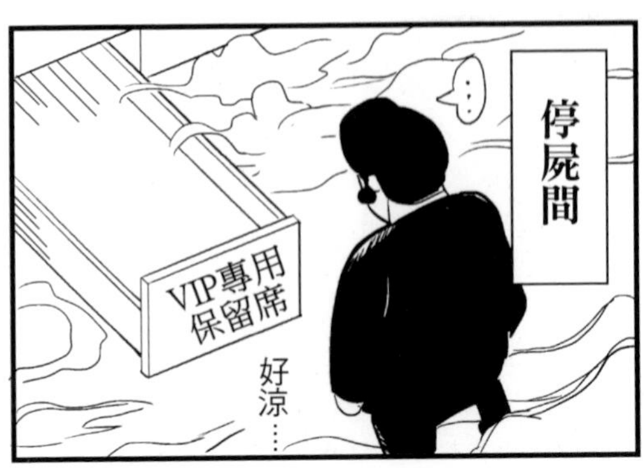

醫糾蟑螂

您好，敝姓伊鳩，專門製造醫療糾紛，要不要跟我們合作告醫師啊？

??

嘻嘻嘻

可是我車禍如果沒有這位醫師幫我開刀，我早就死掉了。

世界上沒有不會犯錯的醫師，一定可以雞蛋裡挑骨頭的，你只要演戲就好。
嘿嘿嘿
我們民代和法官都會買通喔
不安
這樣真的好嗎？

一名民眾酒後肇事，因當地醫院沒有外科醫師，其不久後身亡。
(傷亡者)
伊鳩 彰郎
十年後

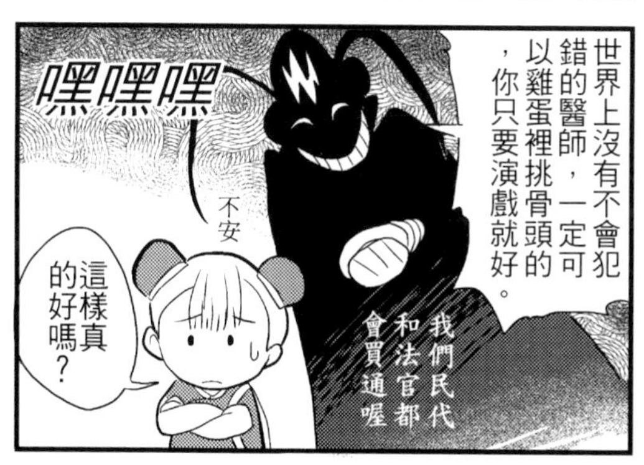

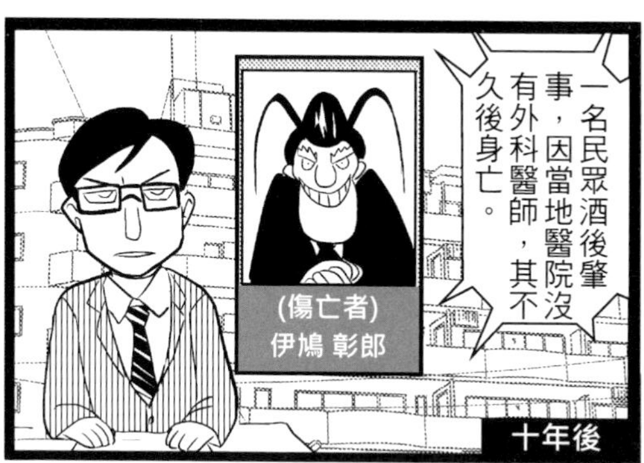

遺失

感謝老天，讓我從這次的外科手術中活下來。

感動啜泣

新來的，別高興太早。
他們曾忘了一粒棉球在我肚裡，害我再開一次刀，所以才住院到現在。
唷？

我也是！之前我的肚子裡還有一把夾子哩！
哪泥！

成步堂先生，我剛幫你開完刀，但是手機不見了，有在你這嗎？
噗!!

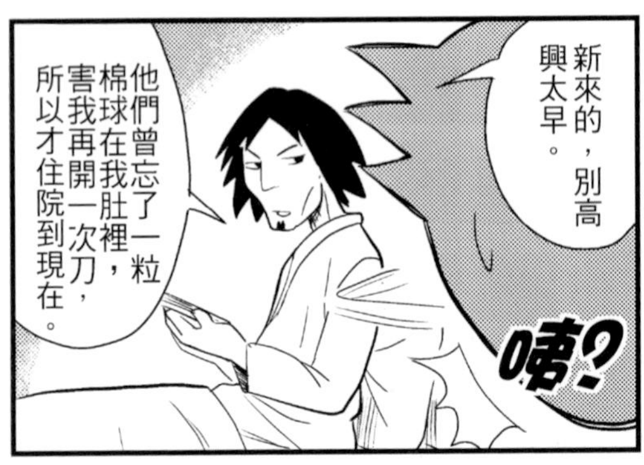

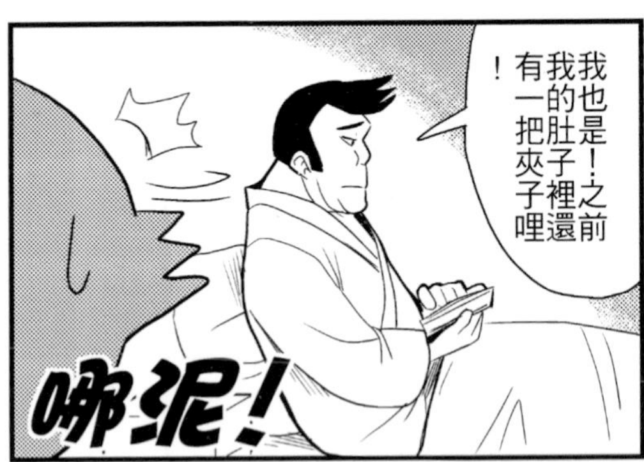

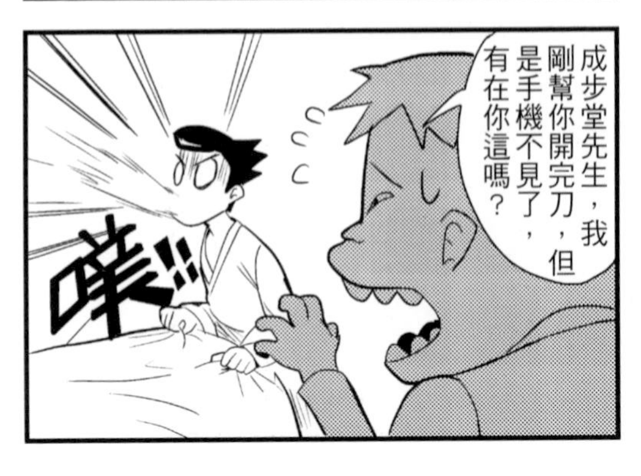

水母之握

醫師，我在橫渡日月潭的時候被水母刺到，
現在好痛……

水母雖然無腦又很軟，但手很毒，
好在你機警，馬上來就醫，不然可能要被截肢！

學長你知道嗎？我前天跟金院長握到手了！
雀躍不已

學弟，看在我們多年交情，趁毒素還沒擴散，讓我把你手切了吧！免費沒關係！
你意思是金老大手有毒嗎……

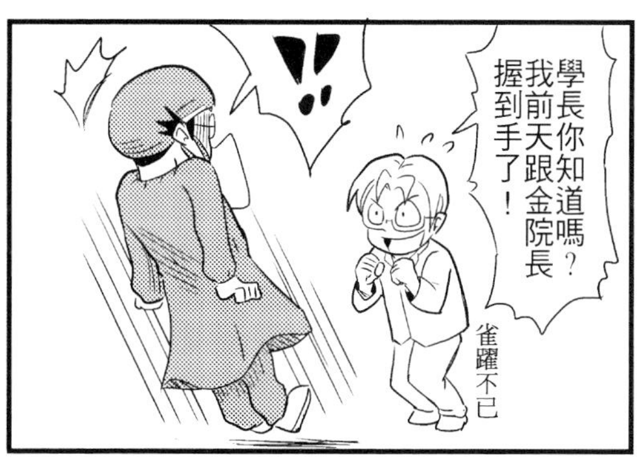

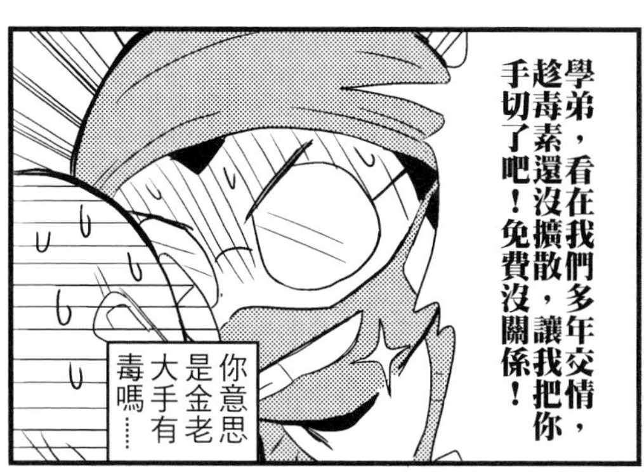

小加飛刀

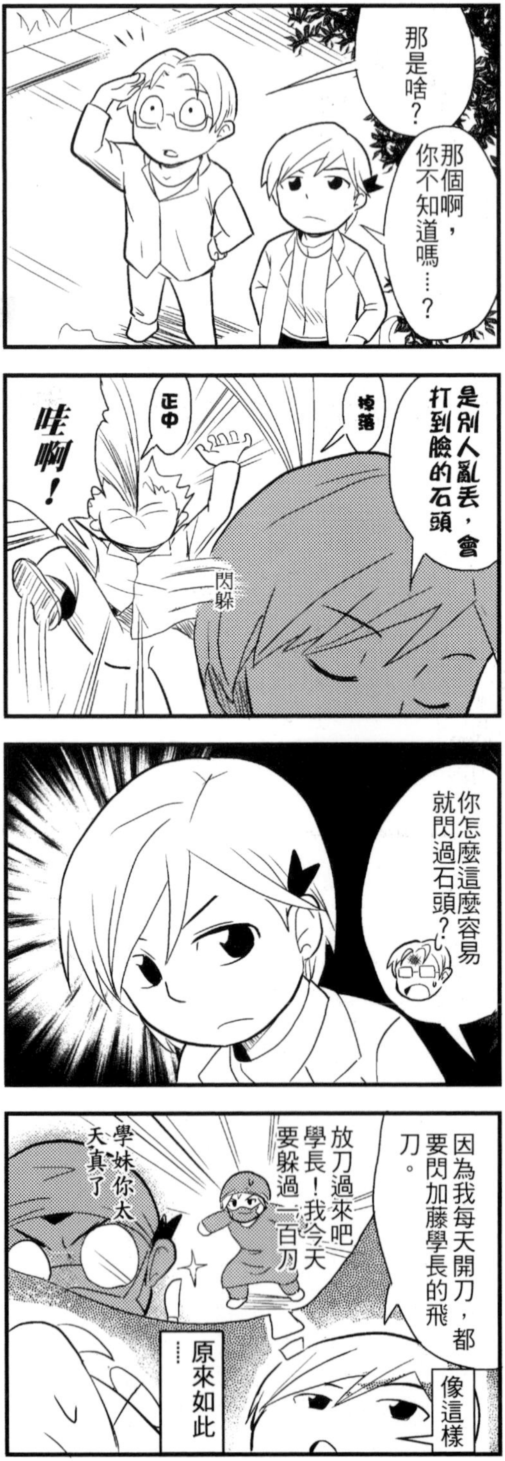

那是啥？
那個啊，你不知道嗎……？

是別人亂丟，會打到臉的石頭
掉落
正中
哇啊！
閃躲

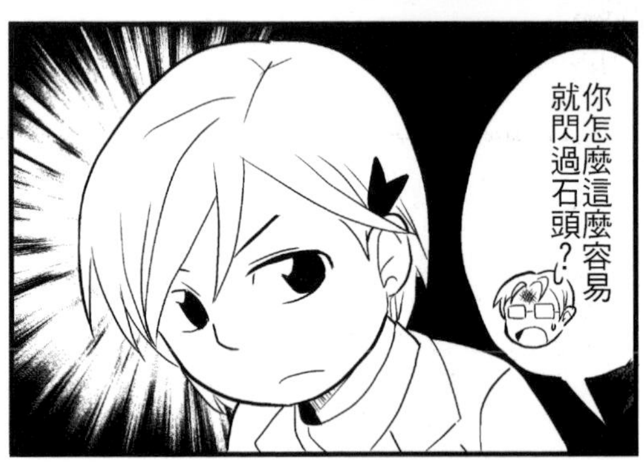

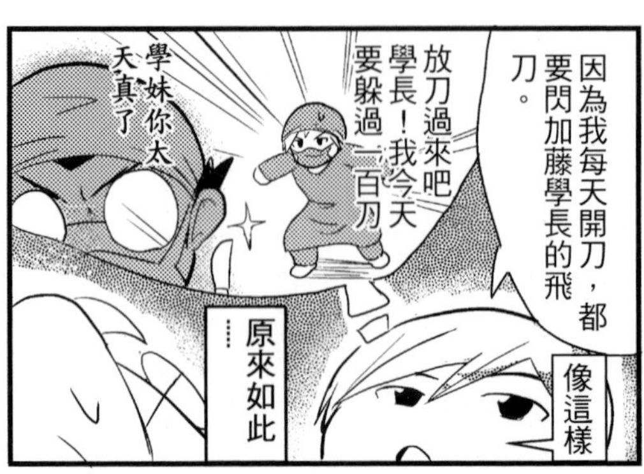

頭頭是道

崔醫師，遇到沒辦法講理的精神病患時怎麼辦？

當然要靠**這裡**啊！

大驚

動點腦啊！孩子……

真是聽君一席話，勝讀十年書！
原來如此，我懂了!!
轟浪～!

雷亞剛用頭去撞這位自稱有鐵頭功的病人!!結果兩敗俱傷。
……
我已經不知道誰才是病人了
昏厥～

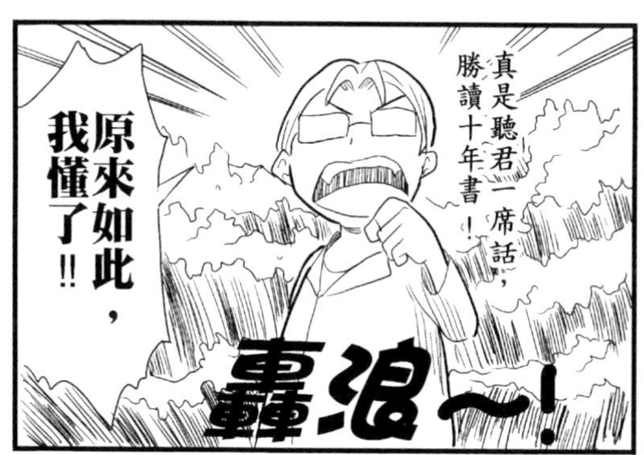

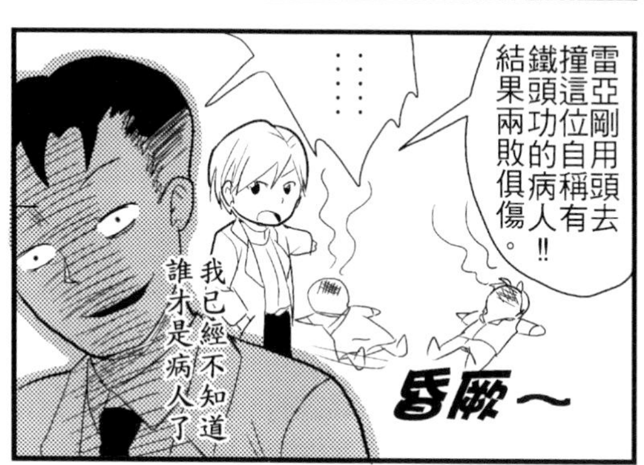

文化部藝術新秀

雷亞你漫畫得獎了！

睡眼惺忪

啊？什麼？麥騙肖啊啦……

雷亞你獲選藝術新秀，文化部部長要找你開記者會了！

讓我睡一下行不行，值班很累耶！

你們要騙人好歹跟詐騙集團學兩招像樣的吧！

雷大夫您好，我謹代表文化部恭喜你。

龍部長

啪啪啪

大驚

啪啪啪啪

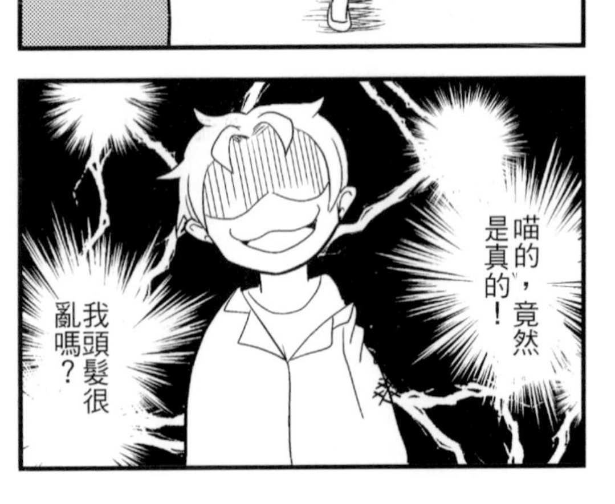

【補充】：林子堯醫師2013年獲選文化部漫畫類藝術新秀，是台灣第一位獲選文化部藝術新秀的醫師。

大言不慚

丁丁主任，你手術切除的大腸病理報告完全沒癌細胞，要怎麼跟病患解釋？

小問題不用煩惱啦！看我示範給你看！
正常人被當大腸癌切掉大腸很嚴重吧？

咳咳，這次大腸癌手術非常困難，但我手術成功救了你一命！
真的嗎？

現在我敢保證，你大腸裡面絕對沒有任何一個癌細胞！
丁丁主任真是太感謝你了！
因為一開始就沒有吧…

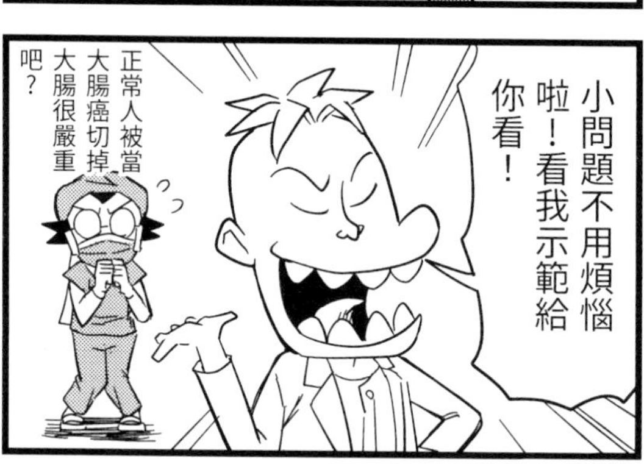

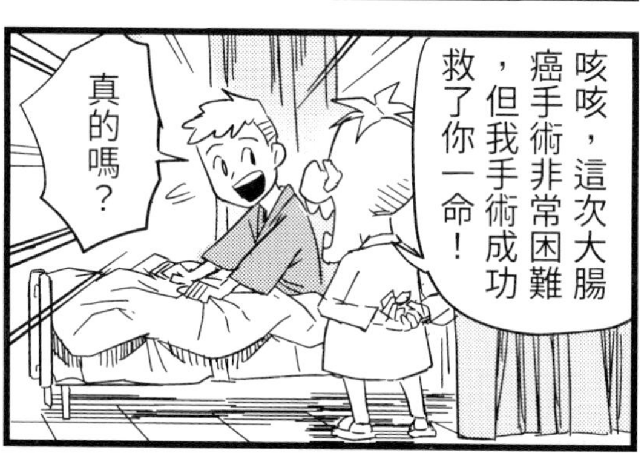

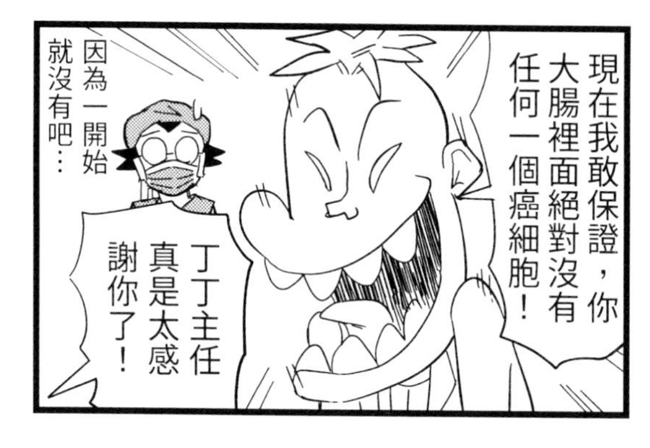

身體髮膚

……

你怎麼了？你已經因為割腕來急診三次了。

身體髮膚，受之父母啊

流血

因為我媽不想給我錢，所以我就割腕。她就會給錢啦！

……

妳說妳要不到錢就故意割腕？

對啊，只要我割腕，我家人就會給我錢。他們很傻吧！哈！
啊哈哈哈

我來教你怎麼割比較會死好了……一次保證見效……
你這小屁孩，浪費老子時間
哇！不要過來以後不敢啦！

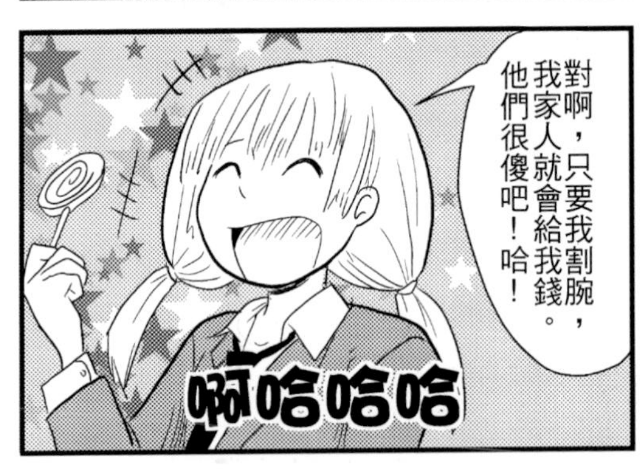

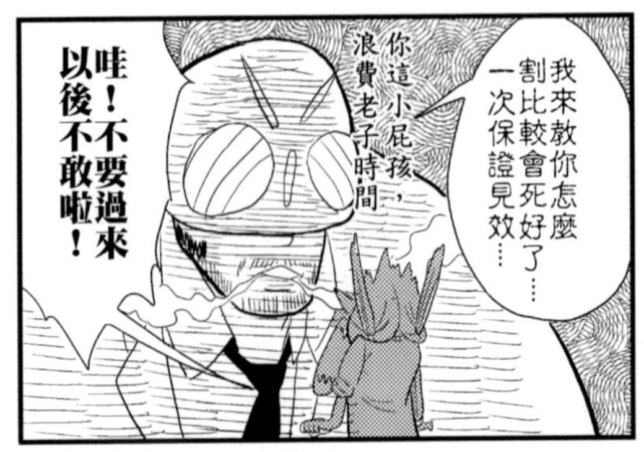

禍不單行

咳
咳
咳
咳

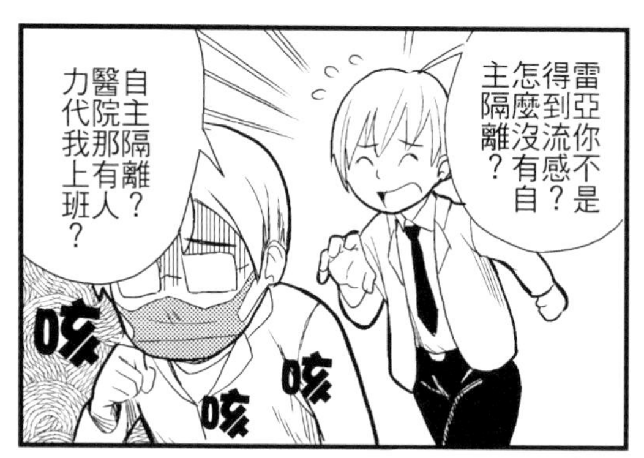
雷亞你不是得到流感？怎麼沒有自主隔離？
自主隔離？醫院那有人力代我上班？
咳
咳
咳

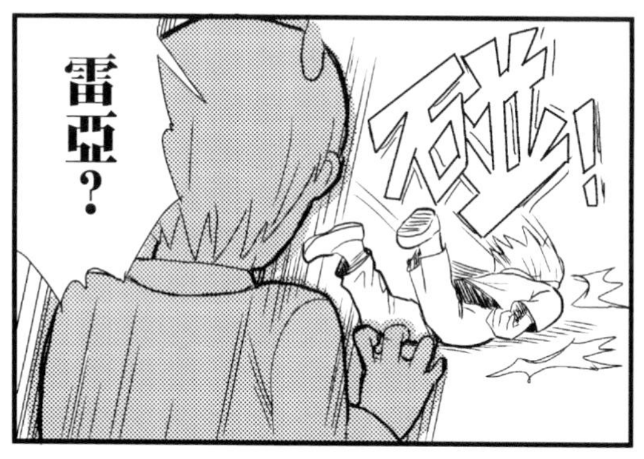
砰！
雷亞？

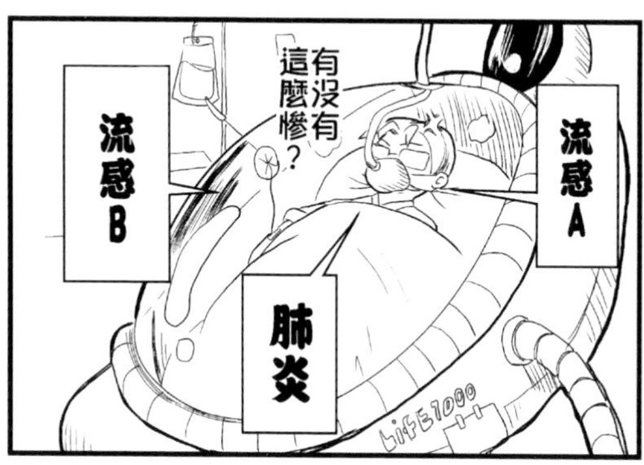
流感A
有沒有這麼慘？
流感B
肺炎

刀神傳說

舞劍壇醫院的加藤一醫師，被人稱刀神。

加藤，我們今天一定要分出個高下！

高下？哼哼，在我的眼中

其年紀輕輕，刀法就出神入化。

如庖丁解牛一樣神奇！

哇

啪嚓

你們都如同待宰的羔羊！

學長你簡直是刀神啊！你怎麼這麼厲害？
偶像
我本來不想說的，但既然你誠心地問了……

其實我原本是位廚師，直到有天我發現台灣豬肉裡面被摻了瘦肉精——
懷念～
……
簡單說是切肉切膩了，改切人是吧……

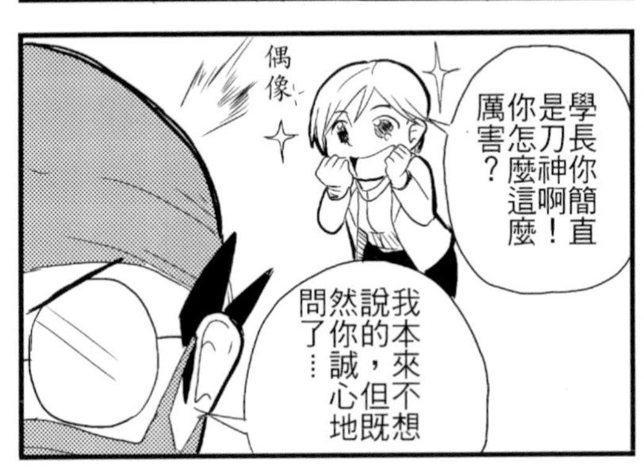

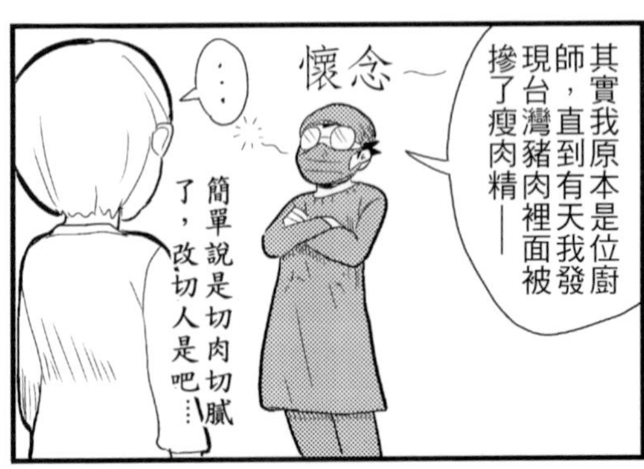

連續工時

接下來播報社會新聞。

一名遊覽車駕駛因為過勞精神不濟導致車禍造成多人傷亡。

老公你看，司機連續開車12小時出車禍，政府應該限定連續工時。

連續12小時有什麼稀奇？

隔壁加藤醫師，常常連續32小時在醫院上班，連他家的狗都快不認識他了。
32小時?!

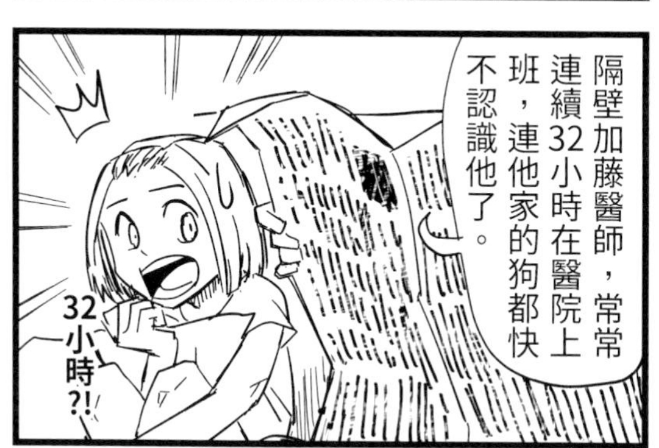

英雄聯盟

咻咻咻咻咻

喔？

咻咻咻咻咻

士別三日，刮目相看。學弟你的刀法進步神速，有我當年殺豬的氣勢。

感謝學長美譽，我每天都有勤於鍛鍊手指！

鍛鍊手指？你怎麼練的，說來聽聽吧。
難道是傳說中的十姑娘鍛鍊法？

每天玩英雄聯盟，鍛鍊反應和手速。
GAME
德瑪西亞！
真是寓教於樂，我也來玩玩。

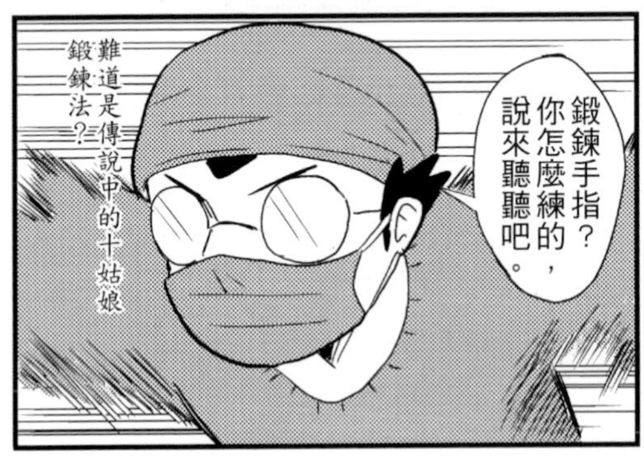

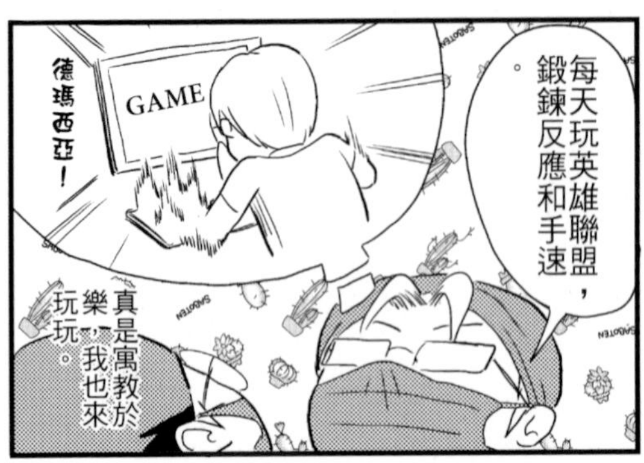

重要技能

崔醫師說精神科實習最重要的是「**有鑰匙**」、第二是「**跑得快**」

我參不透啊！

巡病房中

對啊，他還說有天我們自然就會明白了啊……

先回護理站吧！

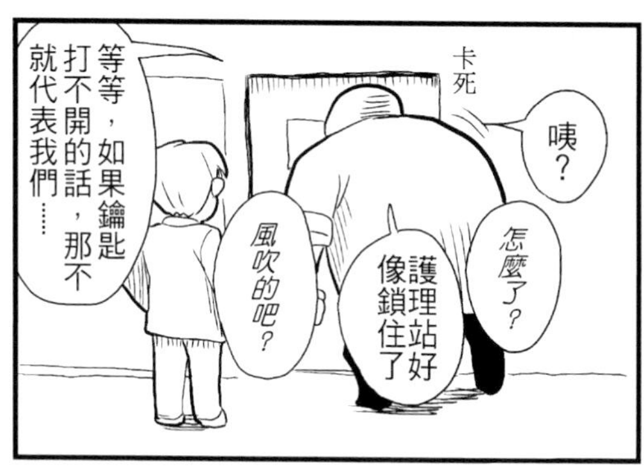

卡死
咦？
怎麼了？
護理站好像鎖住了
風吹的吧？
等等，如果鑰匙打不開的話，那不就代表我們……

集中
集中
緩緩靠近
被困在病人群中!!

救命啊！放我進去！
碰！
碰碰!!
淡定
學弟你現在知道第二個技能－**跑得快**的重要了。

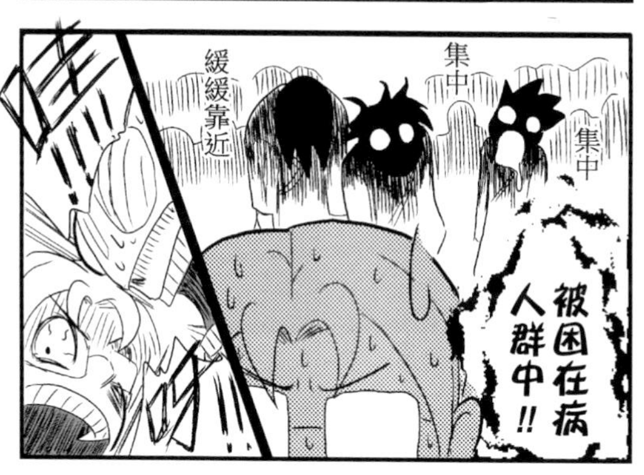

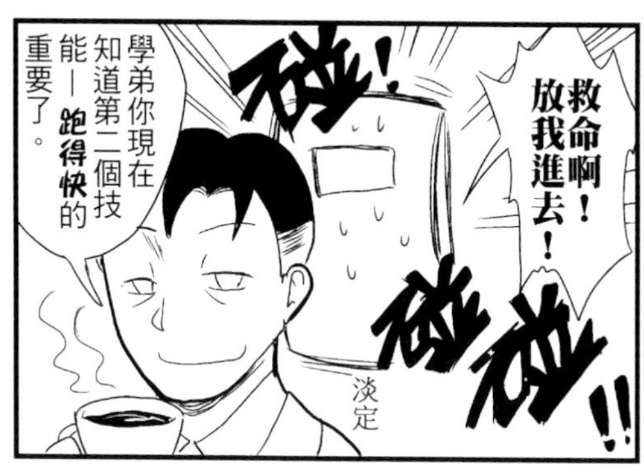

保證

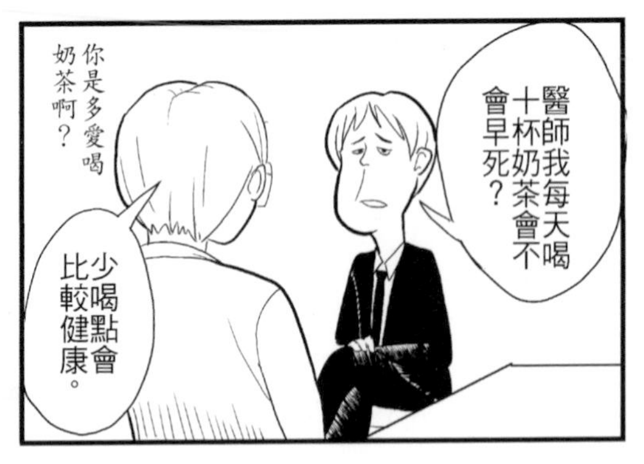

醫師我每天喝十杯奶茶會不會早死？
你是多愛喝奶茶啊？
少喝點會比較健康。

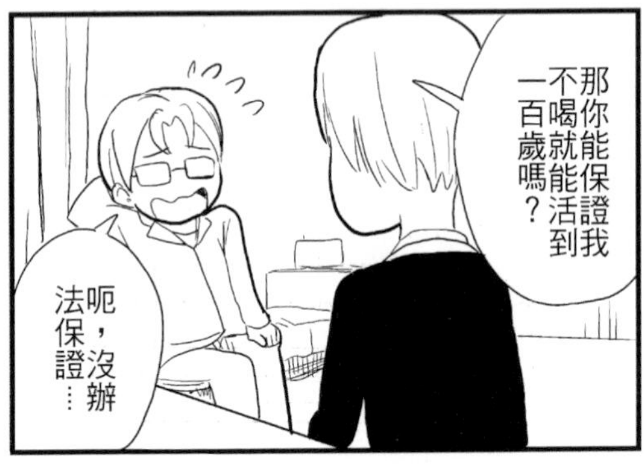

那你能保證我不喝就能活到一百歲嗎？
呃，沒辦法保證…

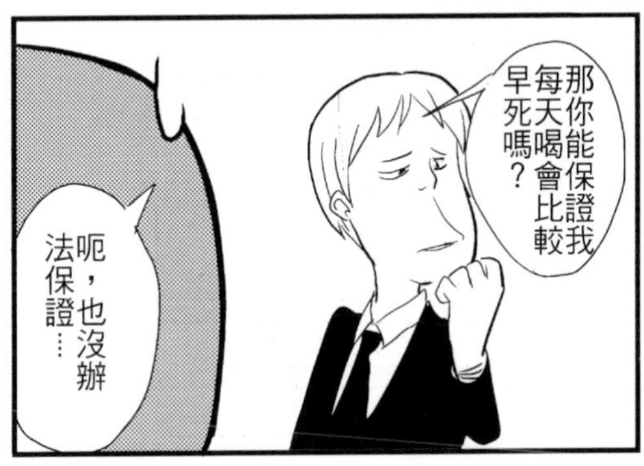

那你能保證我每天喝會比較早死嗎？
呃，也沒辦法保證…

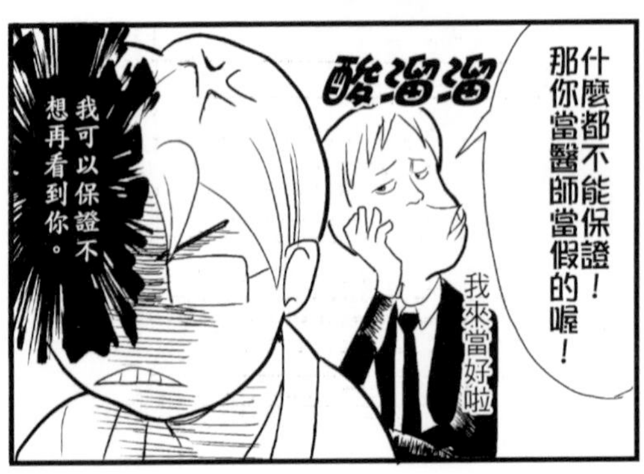

什麼都不能保證！那你當醫師當假的喔！
酸溜溜
我來當好啦
我可以保證不想再看到你。

評鑑不能疑

金老大說下個月的值班表，拿去看。
嗯？LD神色有異？
喔？好！

???
．．．
皇上聖旨

老大，這班表是不是錯了，我這個月是值十班，不是六班。
喔？那班表啊……
院長

評鑑要到了，那是「評鑑版」啦！只是讓評鑑委員覺得我們工時合理而已
晚點再把**地獄版**寄給你
！！
……
你這表裡不一的人
醫德

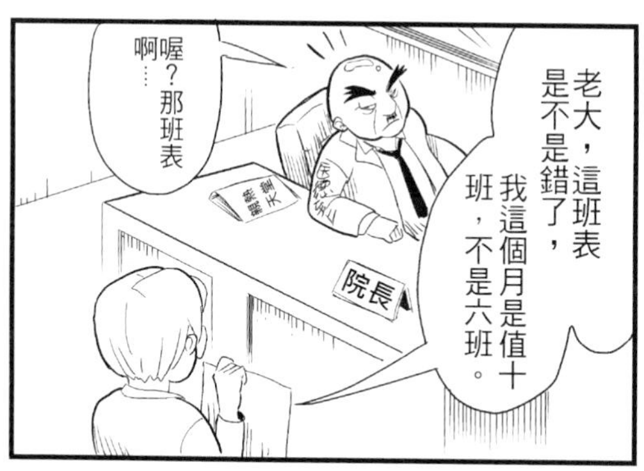

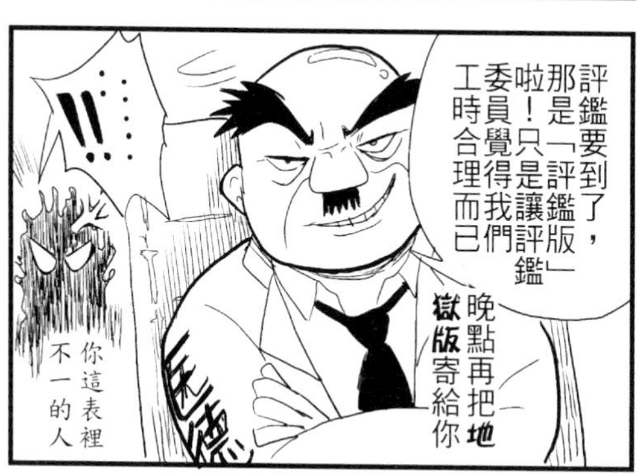

今非昔比

你認為醫師最重要的三個元素是甚麼？

呃…知識、愛心和技術？

…

嗯…你回答的是我那個年代的標準答案。

現在這個時代的正確答案是防衛性醫療、後台和嘴砲。

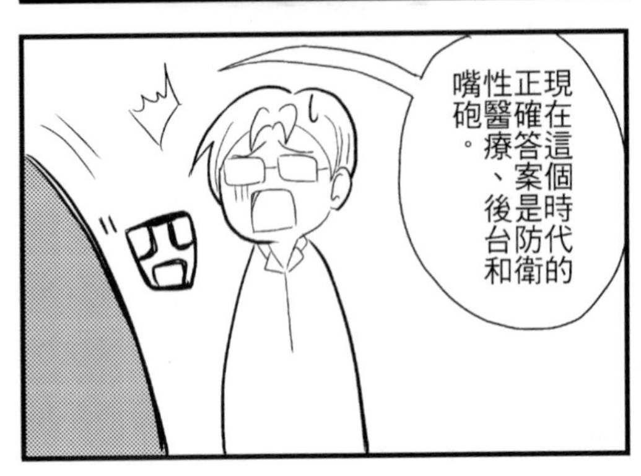

放羊的雷亞

加藤學長不好了，這病人有愛滋病。

檢驗報告錯了！

蝦毀!?那這個器官移植手術不就慘了？

哈哈，開玩笑的啦，這麼好騙。
殺意四溢

歐君學妹，給我一號電鋸，病人因腦殘需要急開腦，不用麻醉。
救人喔
一號就是最大的那支
好，我立刻拿。柯柯…

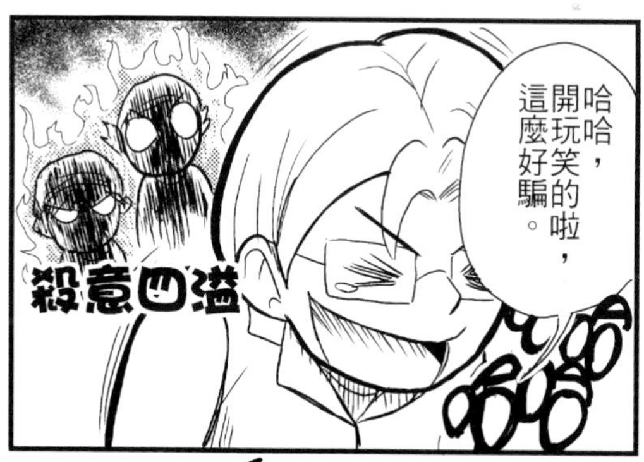

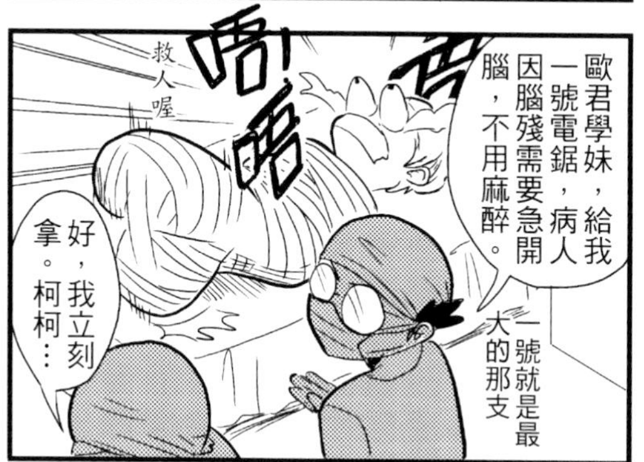

人工呼吸

人工呼吸比賽結果

好帥

歐羅我愛你

啪啪啪

啪啪

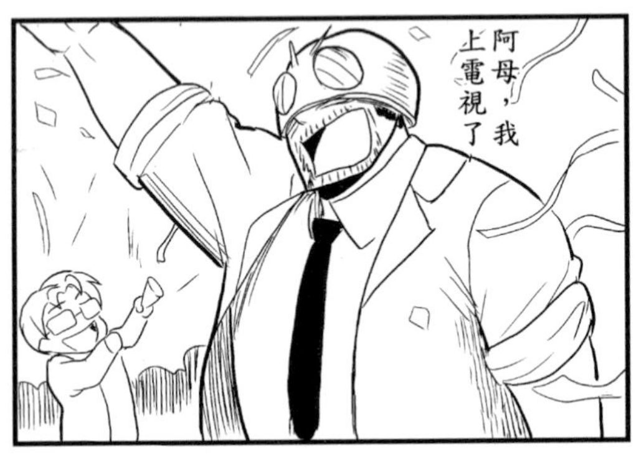

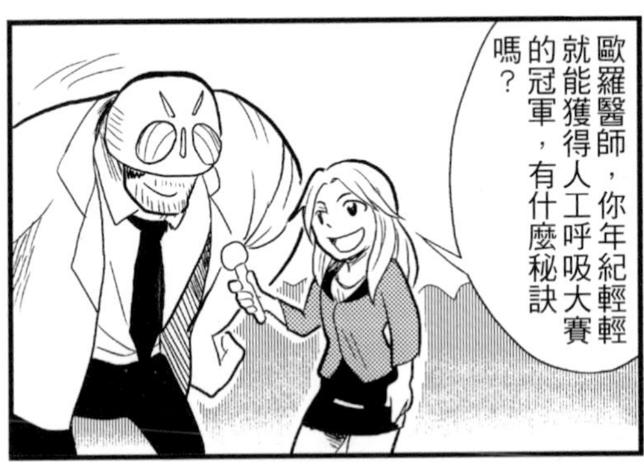

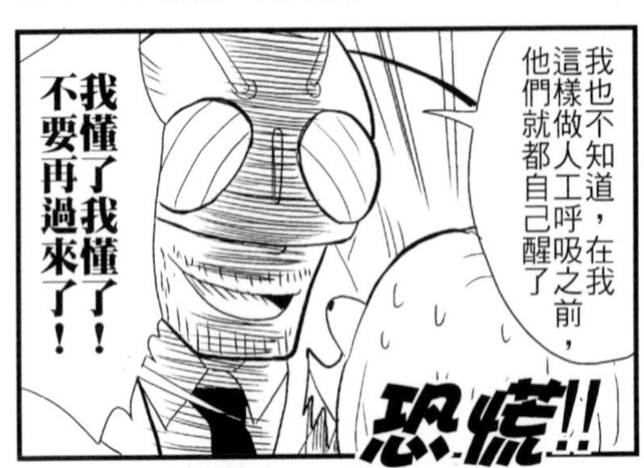

人之將死 其言也善

王伯伯，很抱歉告訴你…

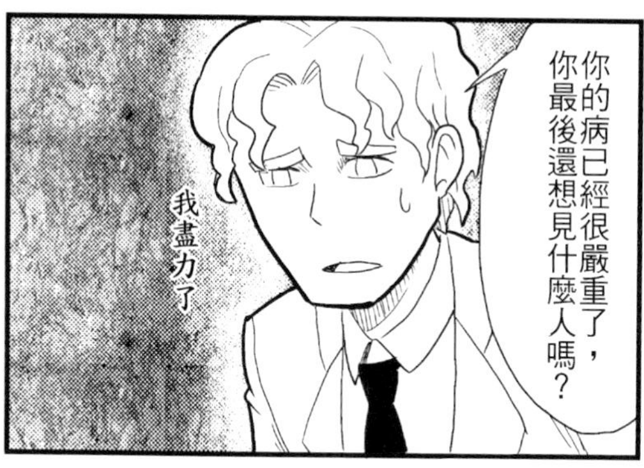

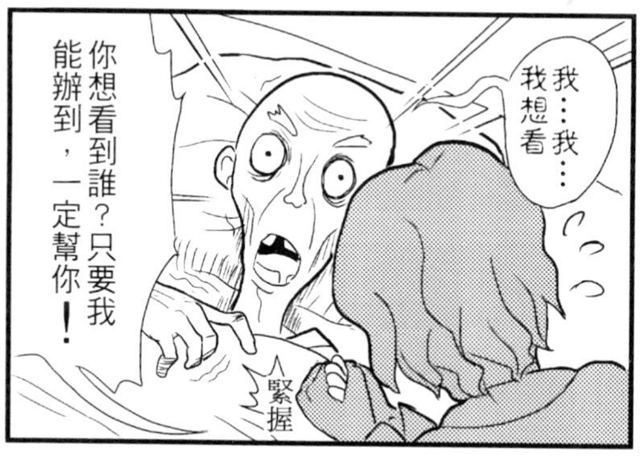

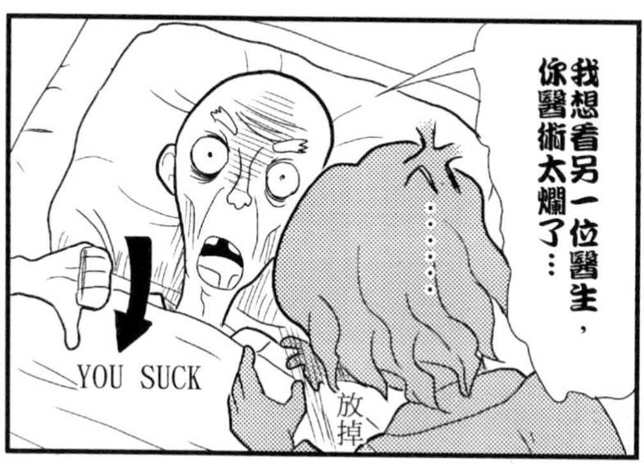

歐羅面具

歐羅因為崇拜日本的假面騎士，隨時都戴著一項自製的假面騎士面具

同時歐羅嗜好是收藏各種面具，包括摔角選手的面具等

而歐羅的個性和能力也會隨著戴不同的面具而改變。
嗚嗚嗚，歐羅我被一個病人嫌太嫩，不適合當醫師

大雷不用怕，用我這道具【怪醫面具】，戴上你就會成為好醫師了！
大雷是哪位啊？還有戴上會變成無牌密醫吧！
當當！

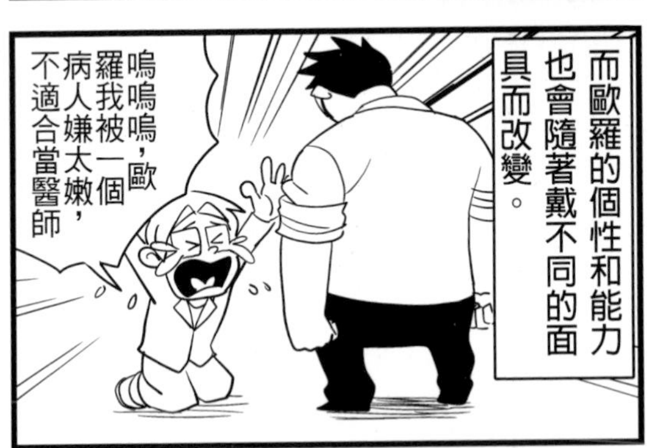

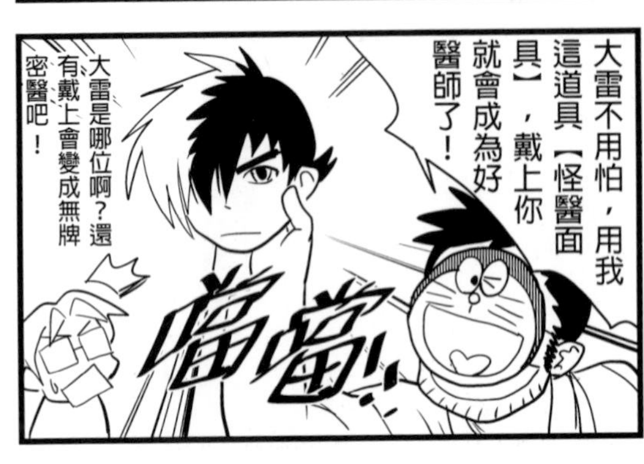

藥物安全

今天我們要幫大家上藥物安全的課。

一個藥物要注意他的學名、商品名、作用、可能副作用和保存期限。

李醫師我知道！還要注意不能配酒或葡萄柚汁！
對，服用藥物最好是配開水，避免影響到藥物作用。

服用藥物有任何不適，應儘快主動跟醫護人員反應或者就醫喔！

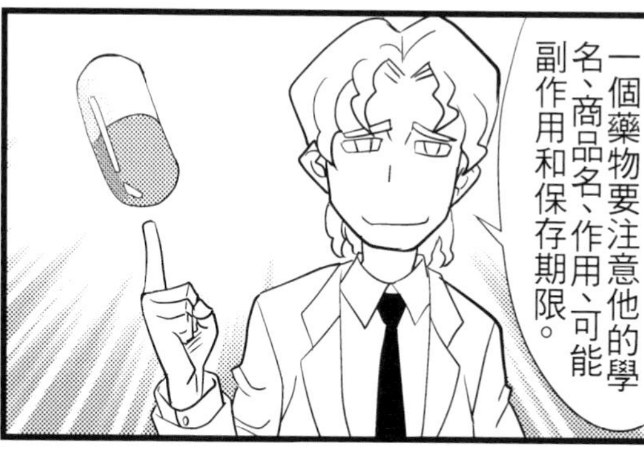

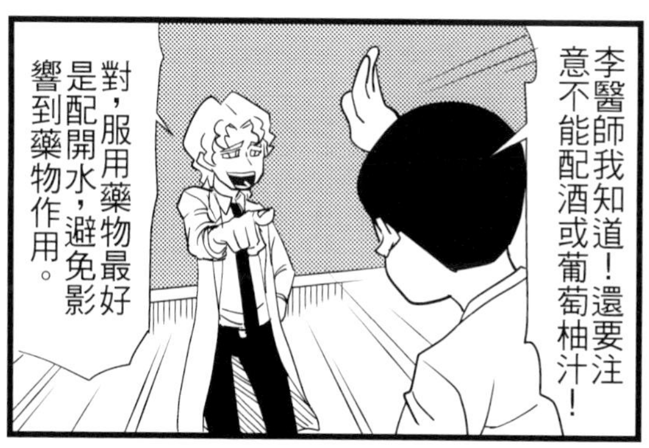

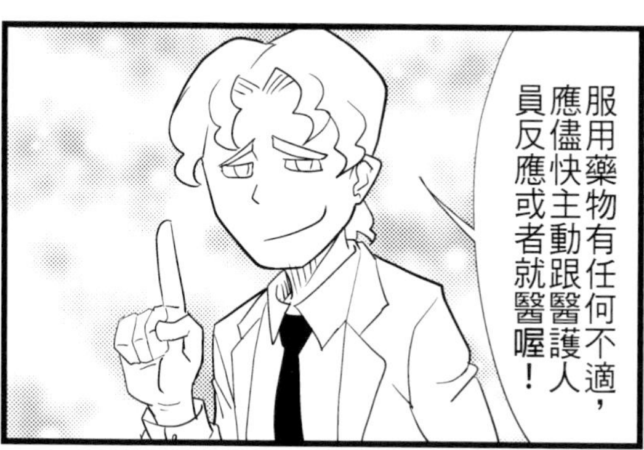

急診惡勢力

請問你們急診已經兩年沒有暴力事件，怎麼做到的？

因為我都有好好教導醫德的重要性

此時急診內

叫你們的主任出來！我屁股有點癢來幫我抓抓！

我乃人稱永和阿部寬!!

抓抓

先生，你手上的玩具很危險喔，我來幫你處理…
永和阿部寬
都幾歲了還用左輪
虎背熊腰
我以後不敢打架啦！
啥？你剛說什麼我聽不見
…
冷血無情

您哪位？來急診幹嘛？
我剛好像聽到有人說他哪裡在癢
我、我只是迷路、來這裡借廁所而已！

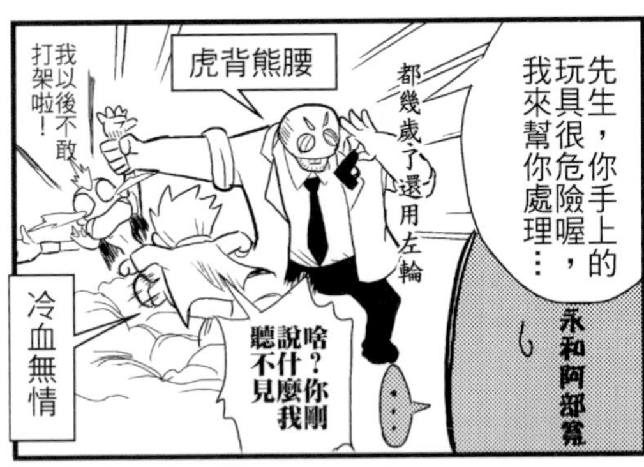

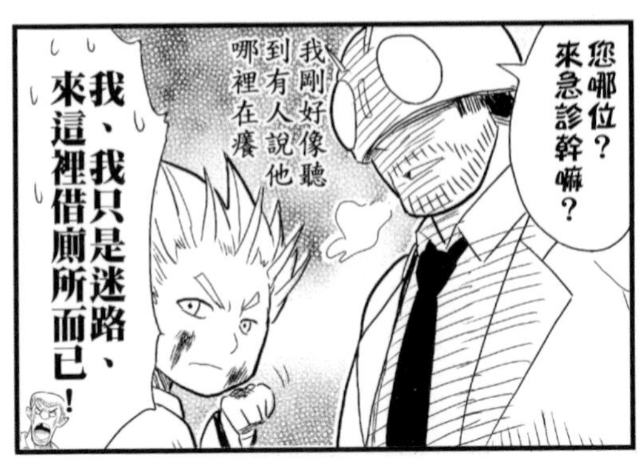

真正目的

@#%&
@%$!
$#
嗯……
嗯……
打字
打字

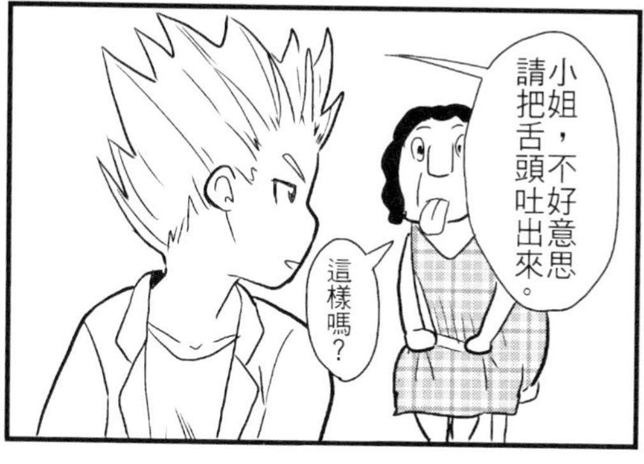
小姐，不好意思請把舌頭吐出來。
這樣嗎？

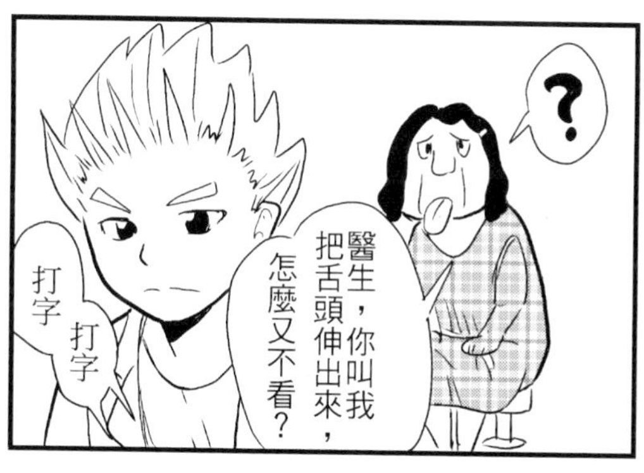
？
醫生，你叫我把舌頭伸出來，怎麼又不看？
打字
打字

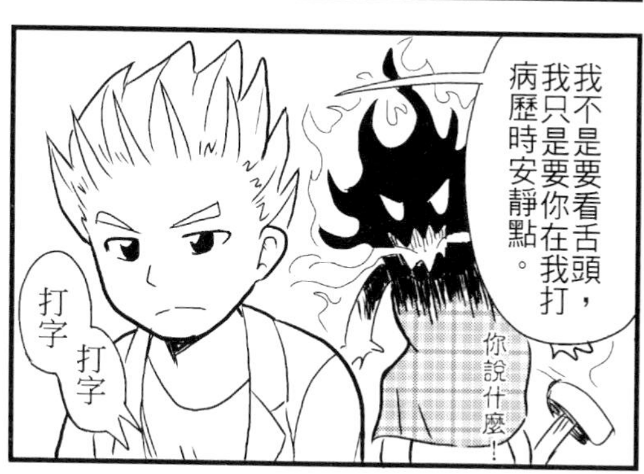
我不是要看舌頭，我只是要你在我打病歷時安靜點。
你說什麼！？
打字
打字

特別感謝（上）

林師你出版了台灣第一本原創醫院漫畫，有何感想？
鎂光燈
咳咳……
發表記者會

我要先謝謝我的爸媽把我生在這世上……
哇啊！
碰
廢話少說!!
講重點!!
版面快用完了！
歐君神拳

好吧，那我們切入正題。能出版這漫畫，要感謝兩元的協助。
飛遠
另外音樂主題曲要感謝酷米音樂和愚人夢想幫忙。
我全力一擊只有打飛紙袋？

林醫師你怎麼長得跟雷亞一樣？
汗
可以問漫畫方面的問題嗎？
你們是失散多年的雙胞胎嗎？
完全失焦了

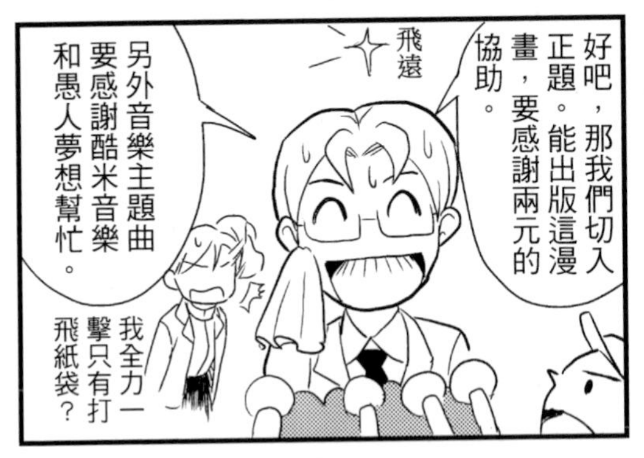

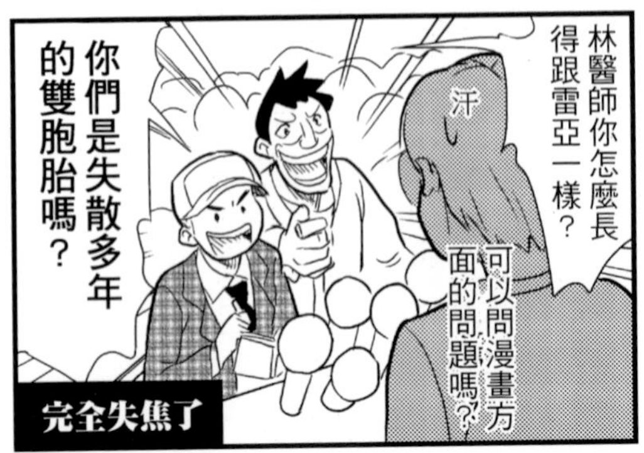

特別感謝（下）

現在大家知道我就是雷亞了，上場記者會被打斷，因此再辦一場。
這次歐君不在應該安全了

這本漫畫還要感謝文化部補助一部分經費，
也感謝舞劍壇創作人、千業的謝哥與謝姐、還有白象文化。
啪
啪
啪

林醫師如果你用一句話來表達你的感想，你會說啥？
一句話……
沮喪
你是指我只能佔新聞版面的一行嗎？
如果這樣，那就是—
醫院也瘋狂
記者會

請買第二集！
昏倒

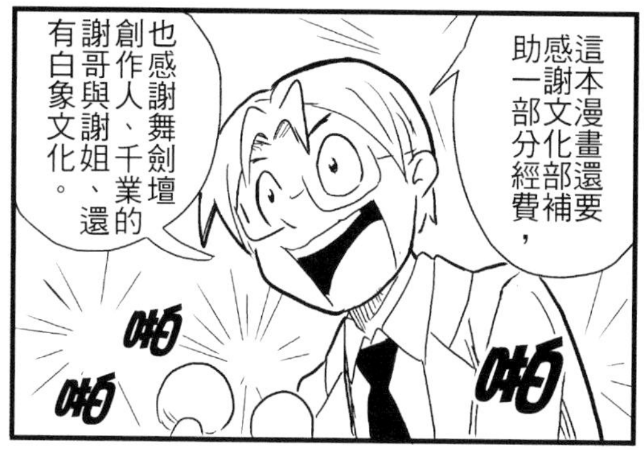

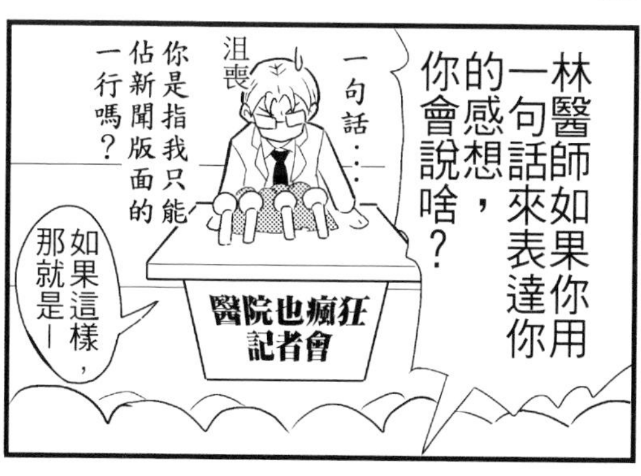

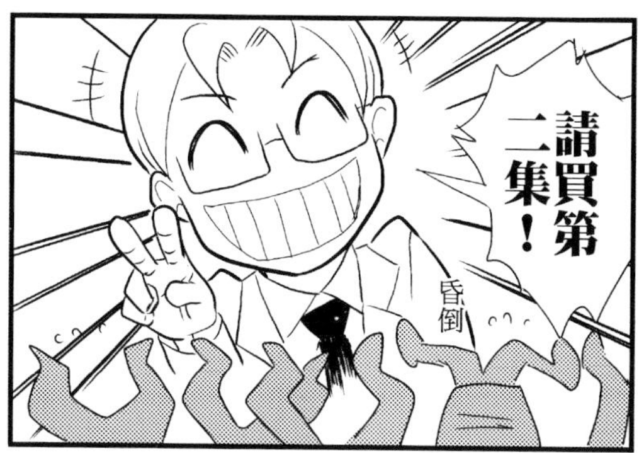

對自己未來的深切期許，即是夢想。

希望鏡中人微笑，自己必須先露出笑容。

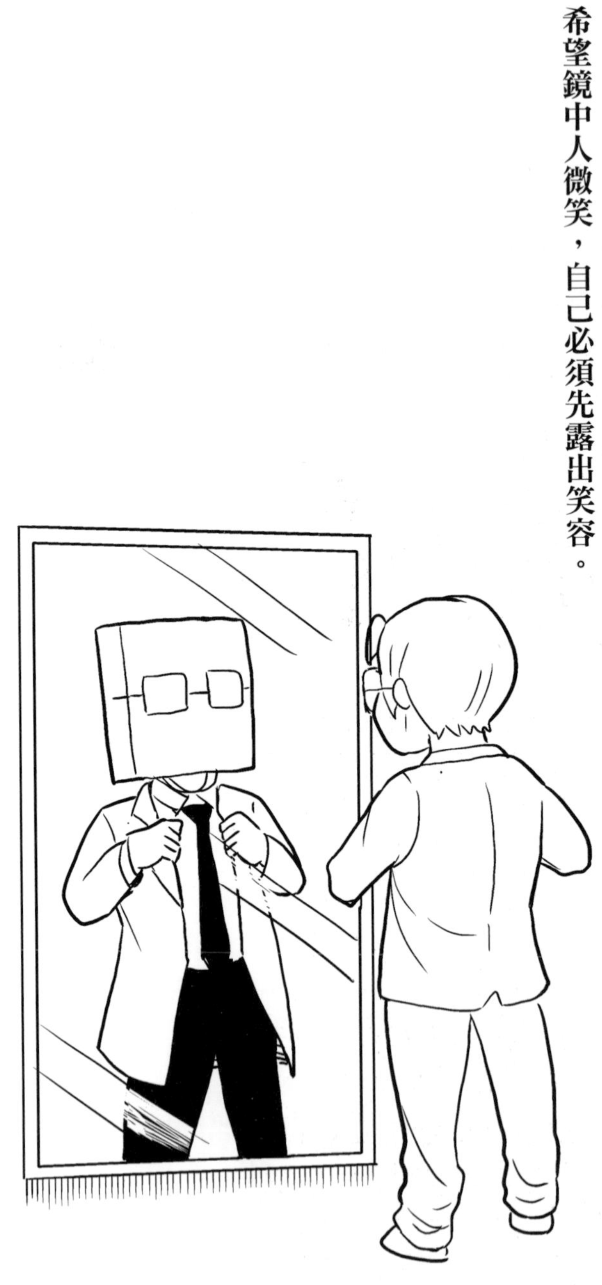

健保核刪

混帳！你上個月又被健保核刪了一堆給付，給我檢討！

!!

怒摔

學長你，你都很認真開刀，為什麼還會被刪給付？

之前曾有個健保核刪，要求醫院重複使用針頭來減少醫療支出，

你要跟他認真嗎？

這太誇張了吧！這樣不是很容易感染？

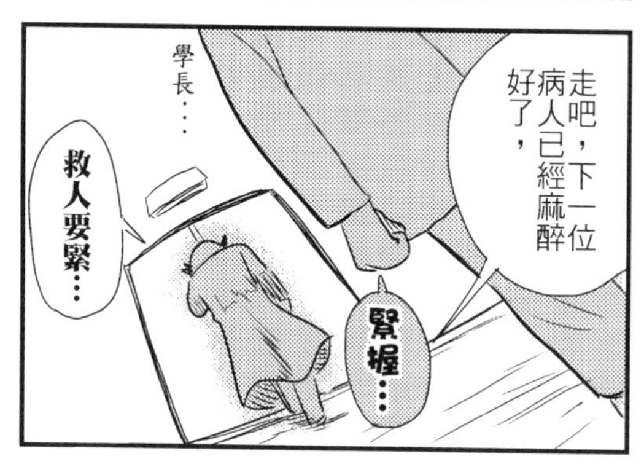

走吧，下一位病人已經麻醉好了，
學長…
緊握…
救人要緊…

見習心得

雷亞等人，在醫院經過兩年的見習，即將變成七年級的實習醫師。

你問我這兩年成長了什麼？當然是智商變高、身高變高還有理想變更高啊！

俗稱三高

你明明只有髮線更高、近視更高、還有血壓更高而已。
神吐槽
啪！
絕對沒有這回事!!

大家見習這兩年來，常因為經驗不足而鬧出很多笑話。
但也因此學習了很多。
跌跌撞撞
非常感謝熱心指導我們的師長與學長姊。
誘惑
知識
倫理

我不要給五年級學生照顧！
雖然還是常會遇到這種狀況……
阿姨，其實我七年級了……
苦笑

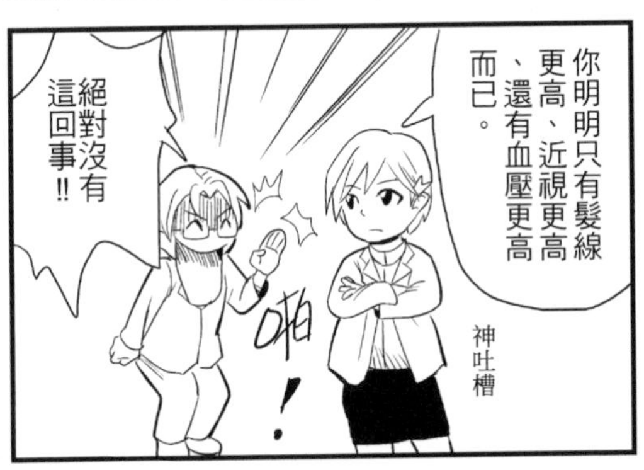

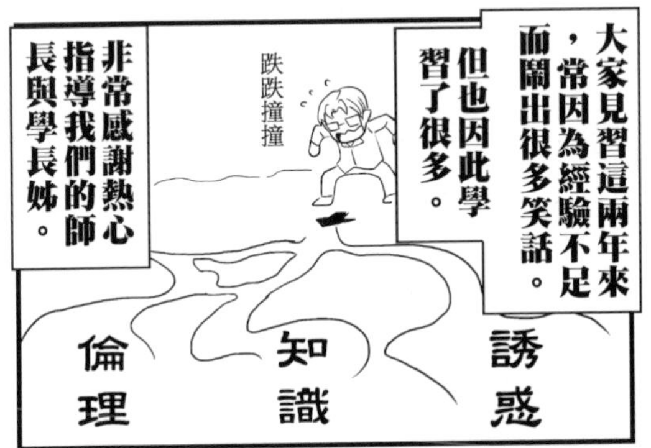

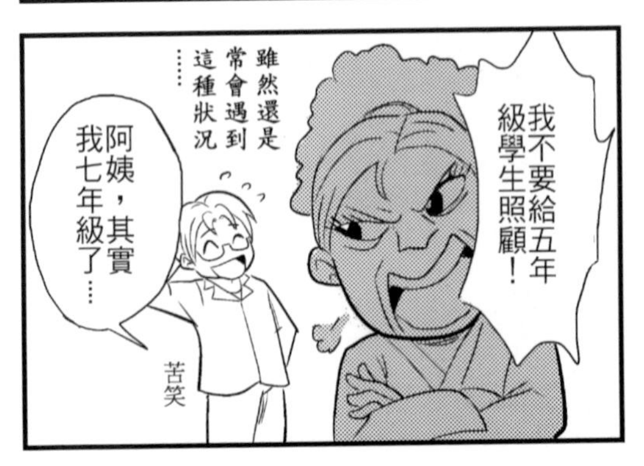

誠信至上

十年前

我立志考上醫學系之後要成為史懷哲第二，不讓他在天之靈嘆息

熱淚盈眶

你很優秀，恭喜你錄取了

現在

我老媽教我誠信至上，我其實不想當醫師，又累又有醫療糾紛，我是被家人強迫來面試的

YO

快刷掉我吧，我等等還要去參加派對。

唯一優點是肝很耐操。

YO

YO

……

認清醫療現況，很好。你錄取了。
本人更驚訝
這樣也行？

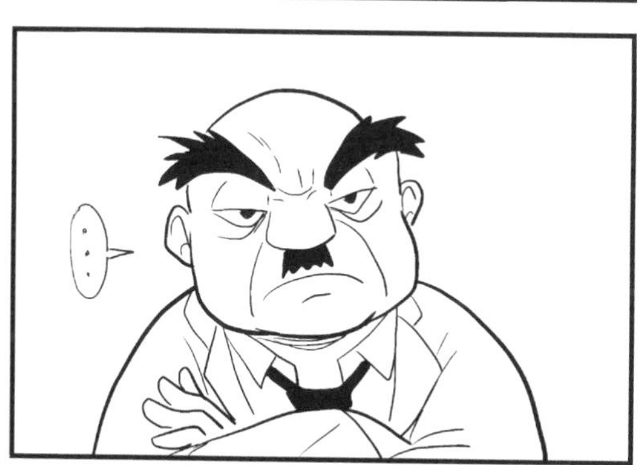

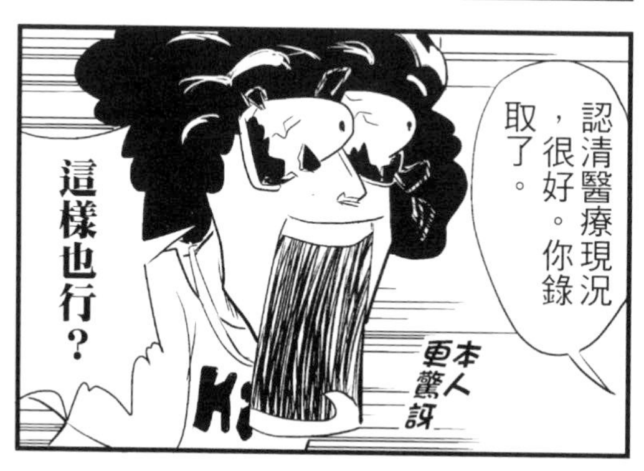

醫訊連載紀念

不知不覺，自己在中國醫訊上連載漫畫也一年了。

天啊，原來我畫了這麼久

ANNIVERSARY

YEAH~

感謝大家這一年來支持我天馬行空的幻想和塗鴉。

鼻胃管跟導尿管怎麼可能插在一起！你不要誤導民眾！

哎呀，被發現了。

更要感謝陳于嫣主編熱心地鼓勵及指導。

畫得怎樣啊？我很期待這期的內容喔！

活力四射

快好了，應該吧……

快削好鉛筆了……

心虛

但天下沒有不散的宴席，感謝大家這一年來的支持。希望未來自己能有機會持續創作，為大家帶來歡笑。
那麼再會了。

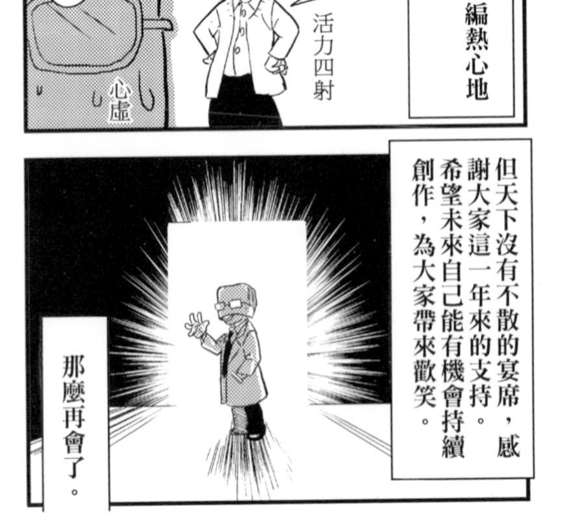

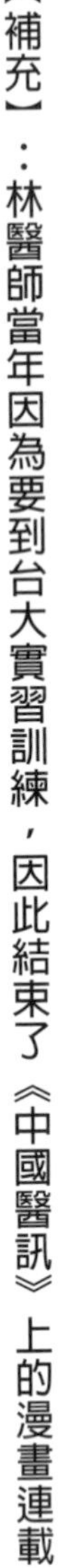

【補充】：林醫師當年因為要到台大實習訓練，因此結束了《中國醫訊》上的漫畫連載。

一針見血

LD在學校習得「針功夫」，到了醫院見習後便迫不及待想要一試身手。

哼哼，這位先生，我人稱「ㄌ一針」，抽血都一針搞定，讓我來幫你抽個CBC吧！

LD這樣好嗎？我們不是應該要找位學長姐陪同一下，我們才剛進醫院一週啊。
現在社會醫療糾紛超多耶！

歐君安啦，我可是江湖人稱抽血小天王是也，瞧我這完美的進針流線，接下來只要這樣插下去。

哇啊啊！噴血啦！
你是雷亞附身嗎？還說自己是抽血小天王，你最好趕快去打B型肝炎疫苗～ㄟ
嘆氣

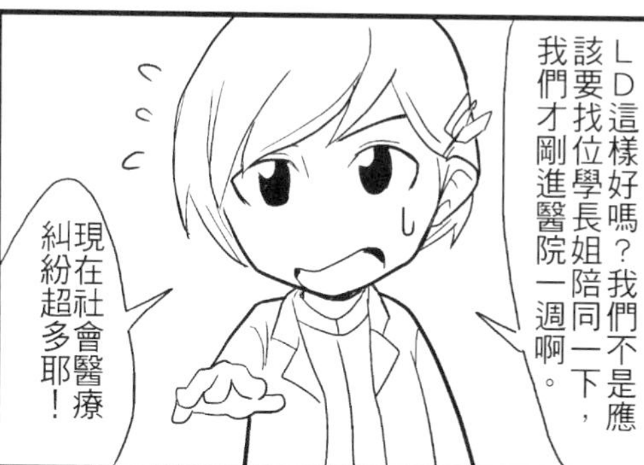

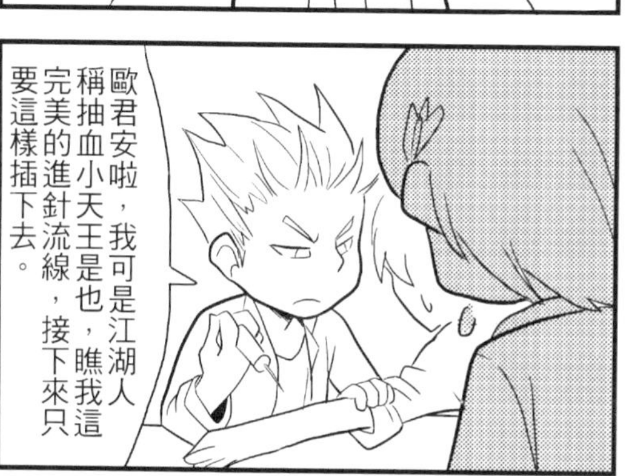

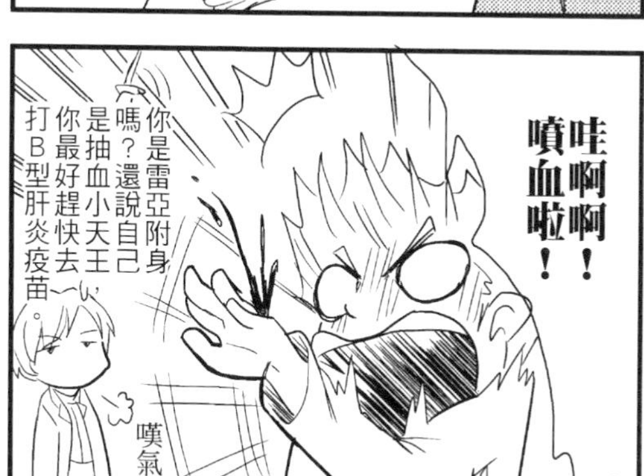

【補充】：CBC是醫院中抽血常見的檢驗項目，包含了紅血球、白血球和血小板等檢驗項目。

心術不正

你的病情很嚴重！需要脫衣服進一步觸診檢查。
醫生，我不敢在你面前脫衣服。

沒問題，那我把燈關掉就看不到了，你脫好後再告訴我。
我們都是專業人士放心啦！

醫師我脫好了…請問脫掉的衣服要放哪裡？

就放在我剛脫的衣服上吧！

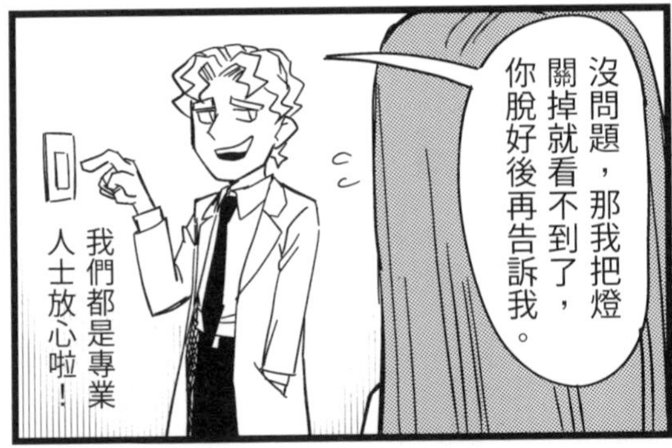

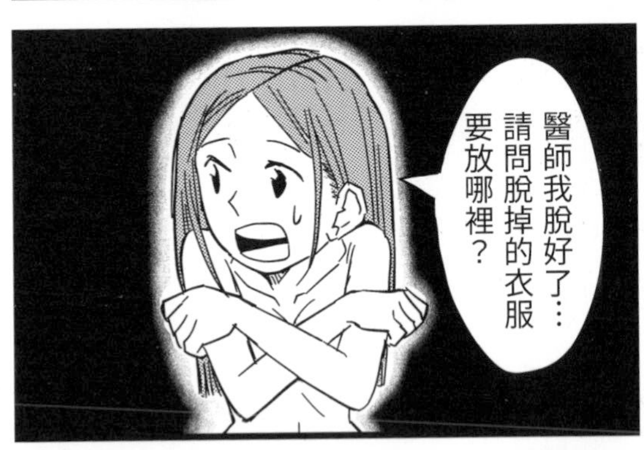

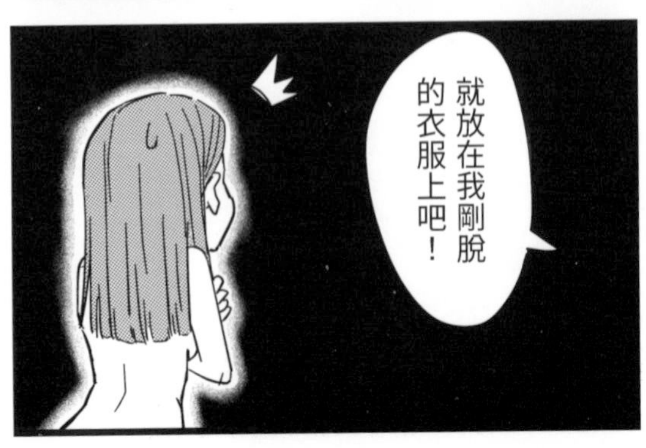

見機行事

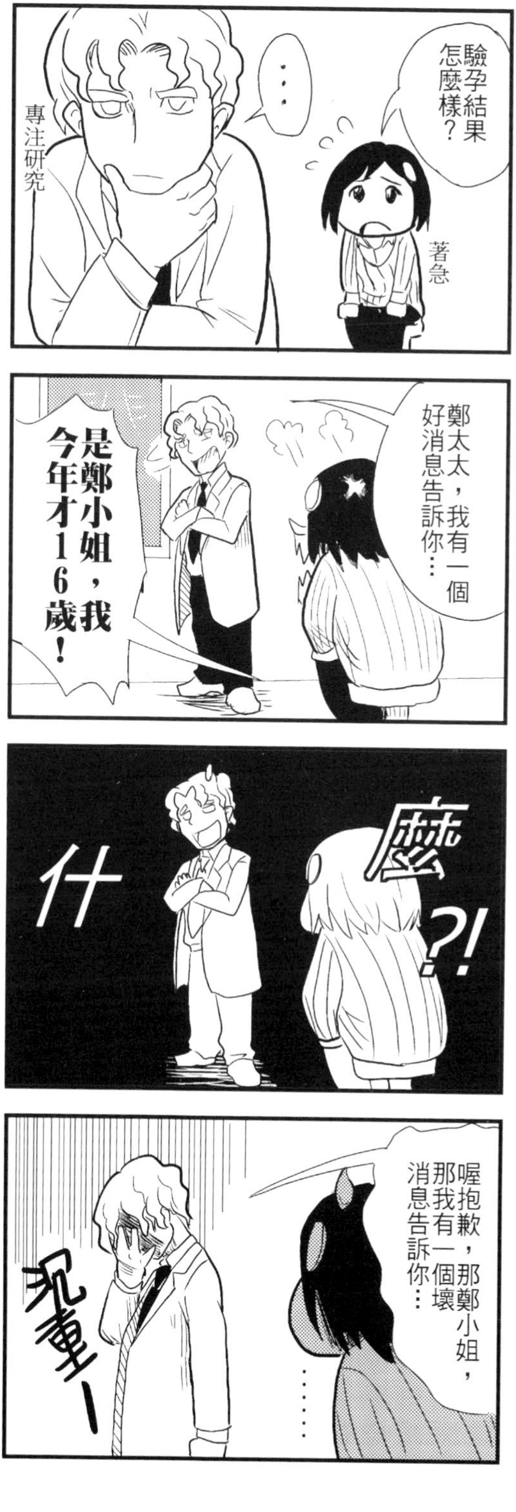

驗孕結果怎麼樣？
著急
……
專注研究

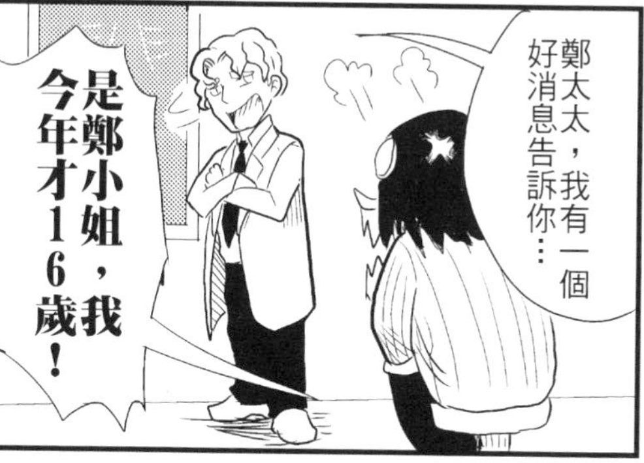

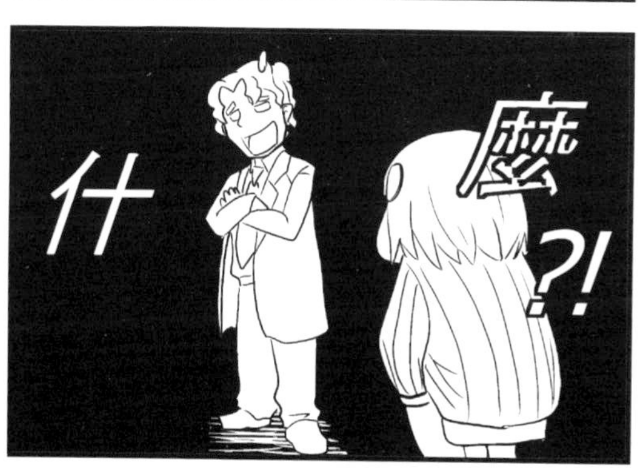

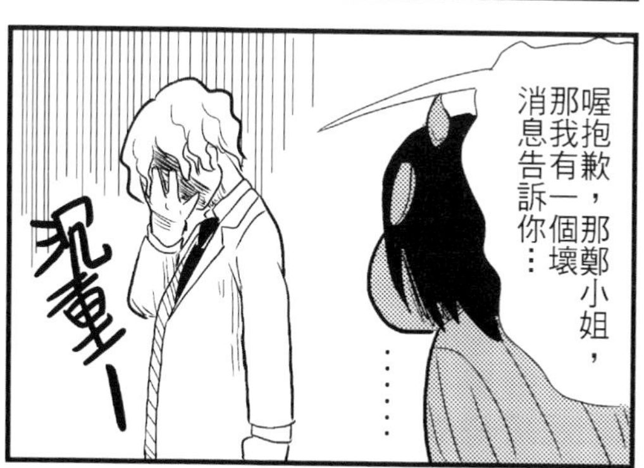

【補充】：一般檢測懷孕，可以利用計算月經週期、驗尿或驗血等方式來檢測。

你裝瘋 我賣傻

這人打人又罵人，聲稱自己有躁鬱症，要求來醫院。
嗯？
呸！
吐痰
政傑醫師

醫師啊，我躁鬱症好嚴重啊，你就讓我在醫院睡一晚治療吧。
咧~~
還有幫我叫個愛心餐啊！
好，我這就拿醫治你的器具。

醫師、你、你想幹嘛？我是病人啊！
躁躁躁躁
雷神之錘
透力電話簿

有人說醫師不能有躁鬱症嗎？我碰巧現在也要發病了……
救人喔！我沒病啦，我錯了、帶我去警察局！

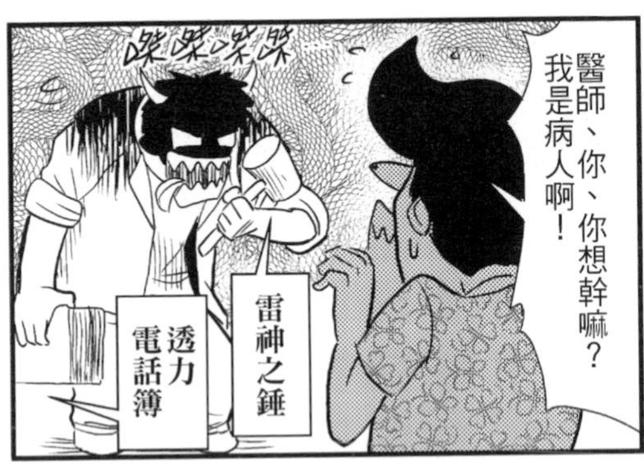

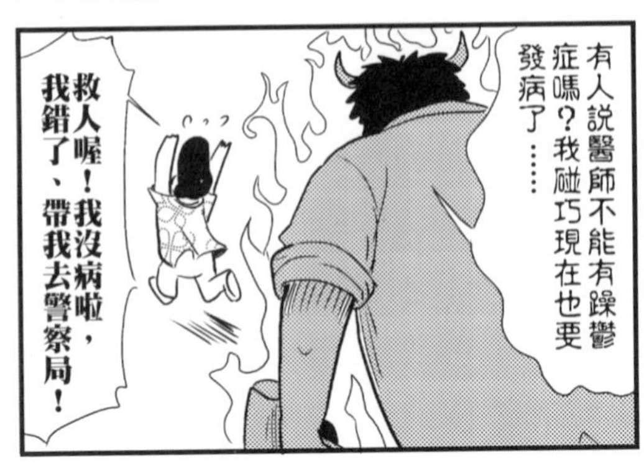

三醫差別

雷亞你知道內科醫師、外科醫師和法醫的差別嗎？

啊，周哥你上完刀了啊

不就不同科嗎？

周哥–人稱會走路的電腦

內科醫師治病是跟死神談判。
UNO

外科醫師開刀是跟死神戰鬥！
……那法醫呢？

法醫本身就是死神，所到之處都是命案。
你說的是柯南和金田一吧……

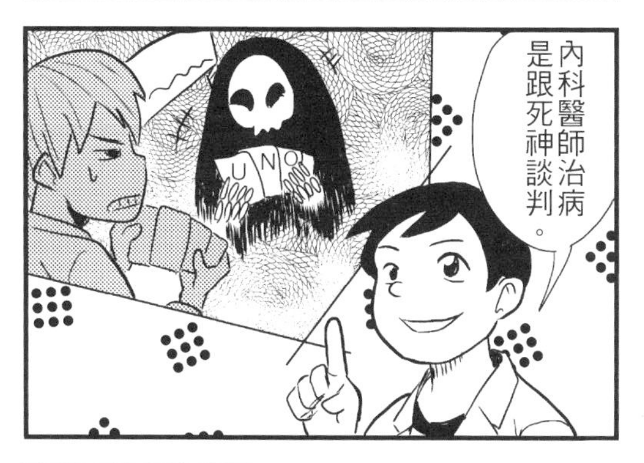

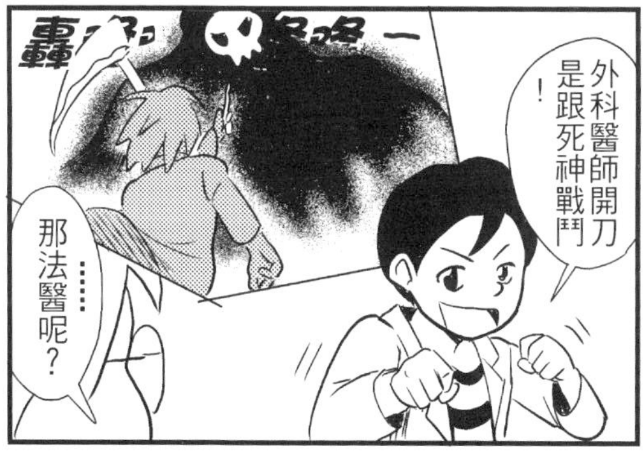

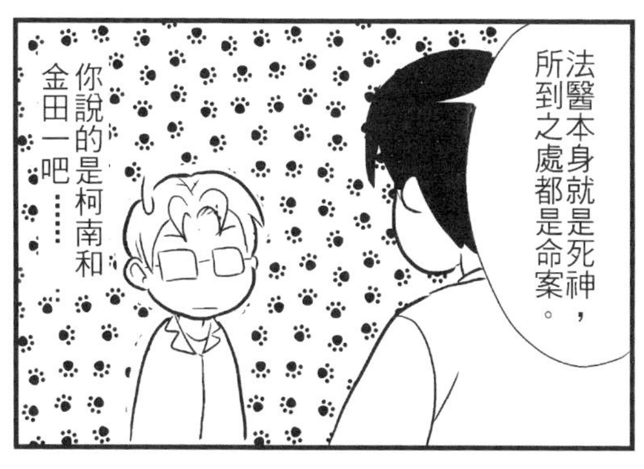

黃色小鴨狂熱

呼呼…
氣喘吁吁
小小鴨…？
雷亞在看精神科門診

醫生，怎麼辦？我一直覺得我是黃色小鴨…呱
呱呱！
時間已經有一年了

嗯？那很嚴重喔！怎麼現在才來就醫呢？搞不好是種妄想！

因為我一出門，就有一堆路人搶著跟我合照～呱。
台灣人太可怕了，我狂奔才能擺脫他們～呱。
根本走不到醫院……
辛苦你啦…

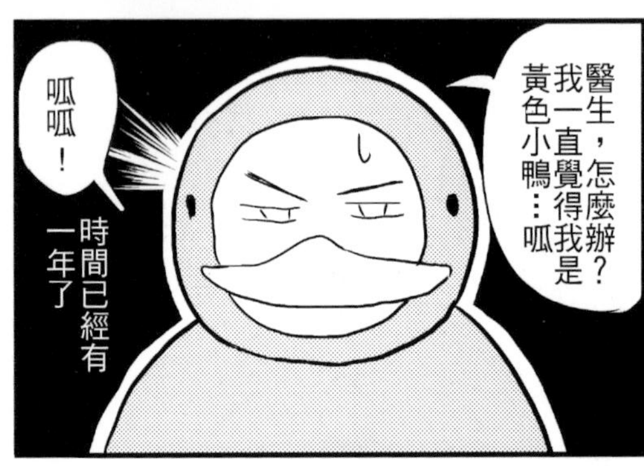

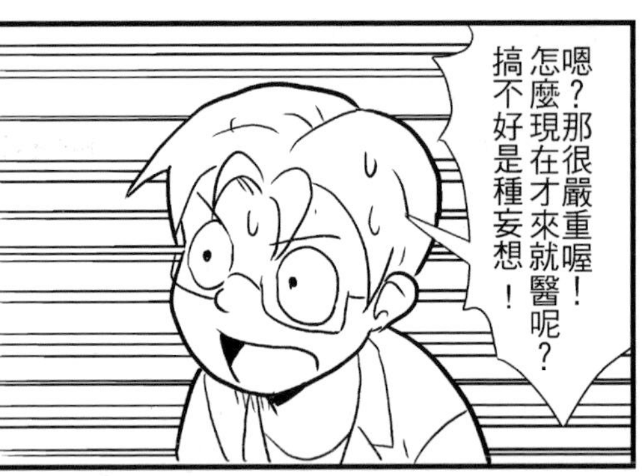

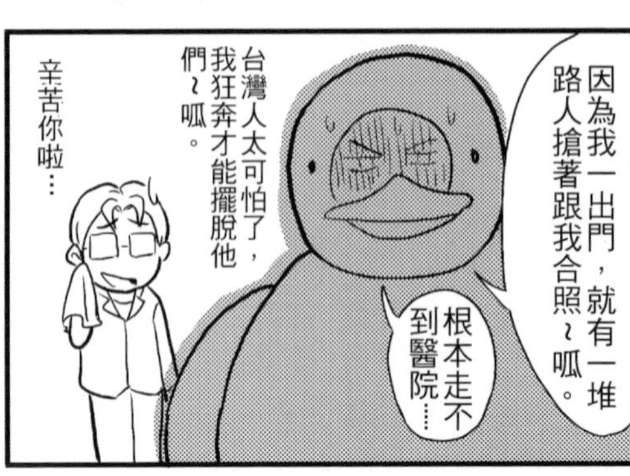

【補充】：2013年，大型黃色小鴨充氣公仔於台灣港口展示，掀起黃色小鴨狂熱風潮，吸引百萬人次前往觀賞，周邊商品也熱賣。

莊笑維

震怒

神秘客佯裝病患，說我們醫院醫護人員都沒笑容！服務不佳！

雷亞－連續值班３２小時。
周哥－連續開六台刀。

金老大，那麼累誰笑得出來啊？

誰管你們！以後給我笑就對了！
不笑扣薪水！
大驚！

歡迎光臨舞劍壇醫院，我們服務態度良好⋯
哇啊啊啊！
民眾

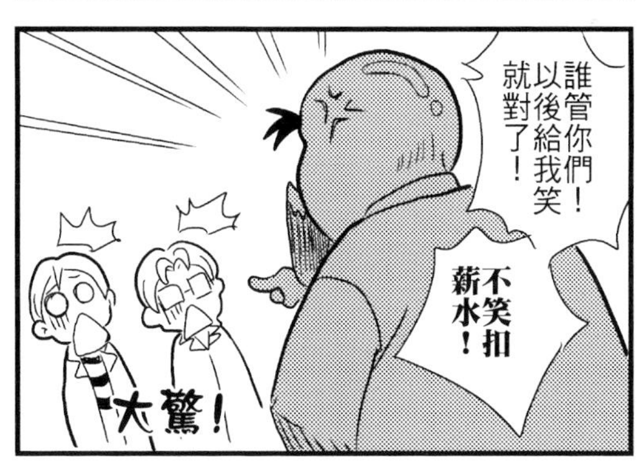

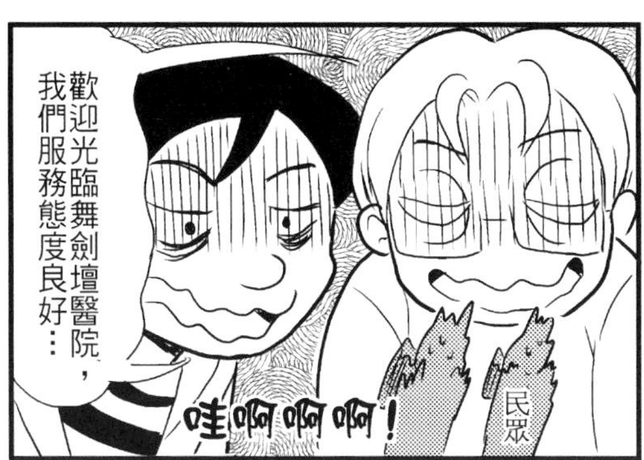

真假兄妹

歐君與歐羅

有很多人都以為我和歐君是兄妹，其實是大錯特錯。

沒錯，我們完全沒有血緣關係！

而且我和歐君長相和個性一點都不像……

嗯嗯！

以蠻力和破壞力來說，明明超像的好唄…

你看，這才是我妹妹，跟我簡直是同個模子印出來的！
大家好

基因突變萬歲！
?

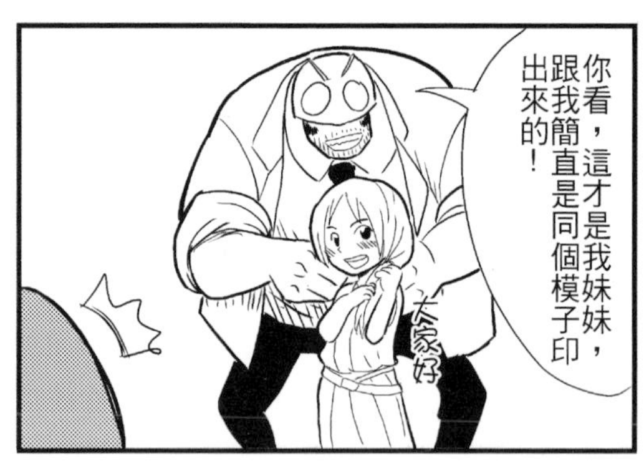

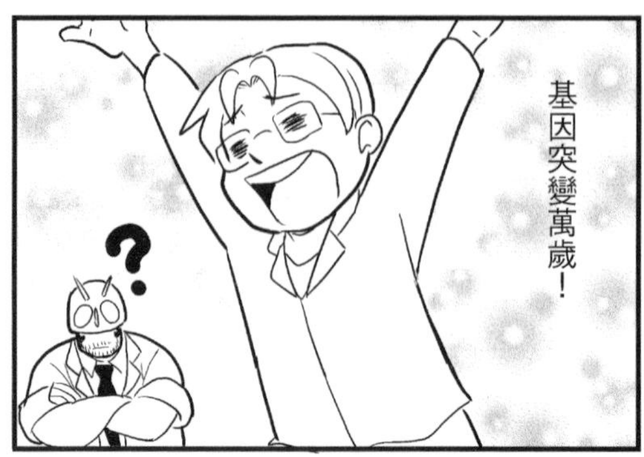

分數被超過

LD，你看今年大學醫學系的分數被牙醫系超過了

很正常。

淡定—

怎說？

現在醫師上班過勞、又一堆醫療糾紛、還會被打，當然就越來越少人願意當醫師。

淡定—

聽起來頗慘，聽說獸醫和醫學美容比較好。
對啊，現在可說是「**醫人不如醫狗**、**救命不如救醜**」。

我將來一定要改善醫療環境！
依舊淡定
你先活著撐過醫院實習階段再說吧。

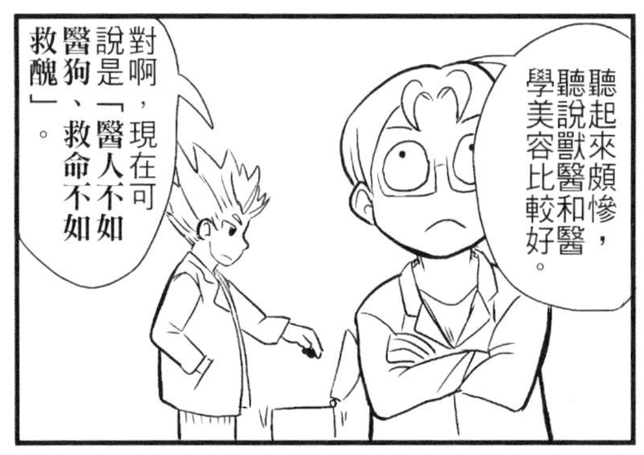

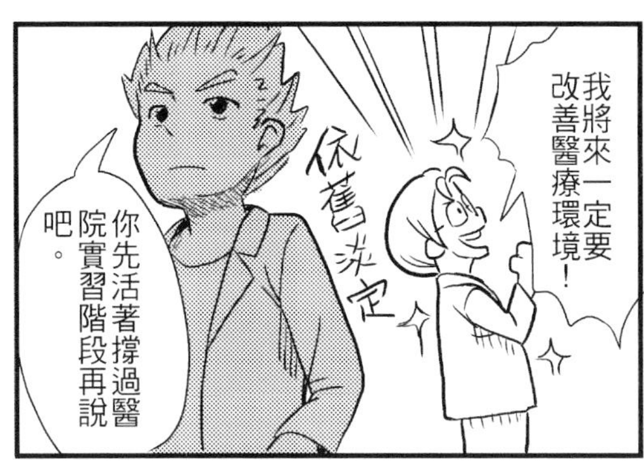

嚴重失憶

秦小姐您好，請問你今年多大了？

今年18歲…

扭～

…

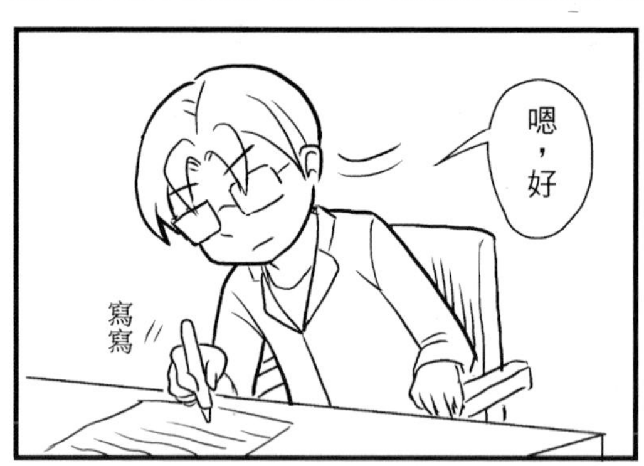

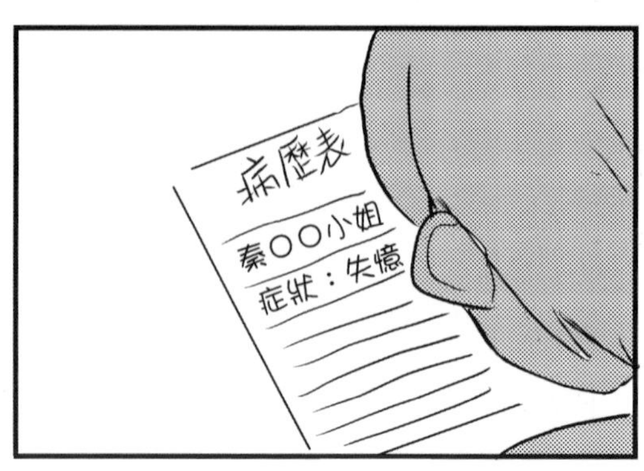

中西合併

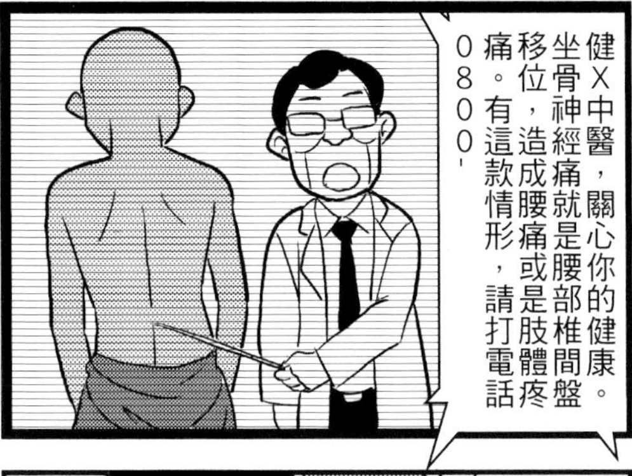

健X中醫，關心你的健康。坐骨神經痛就是腰部椎間盤移位，造成腰痛或是肢體疼痛。有這款情形，請打電話0800-

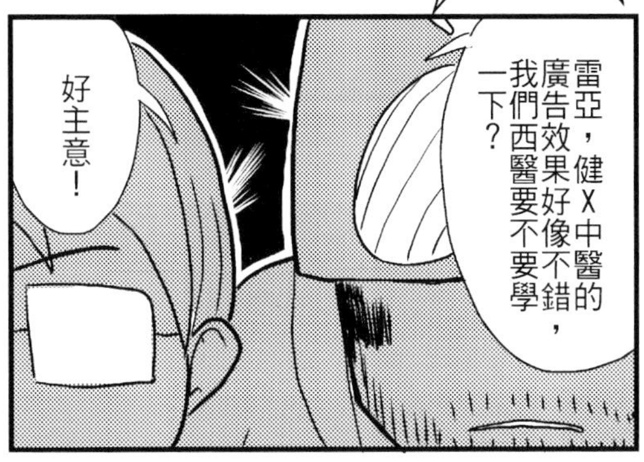

雷亞，健X中醫的廣告效果好像不錯，我們西醫要不要學一下？
好主意！

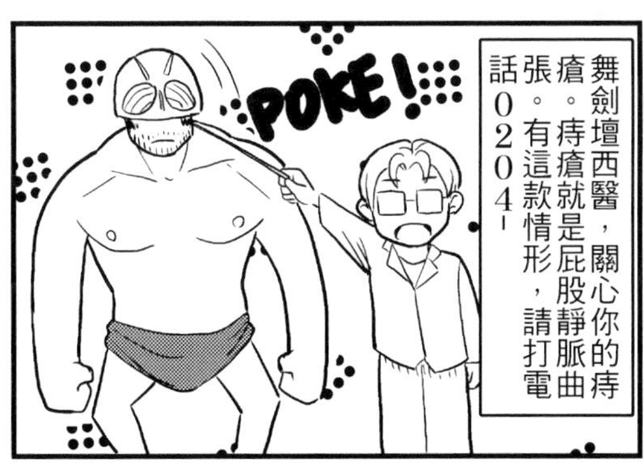

舞劍壇西醫，關心你的痔瘡。痔瘡就是屁股靜脈曲張。有這款情形，請打電話0204-
POKE！

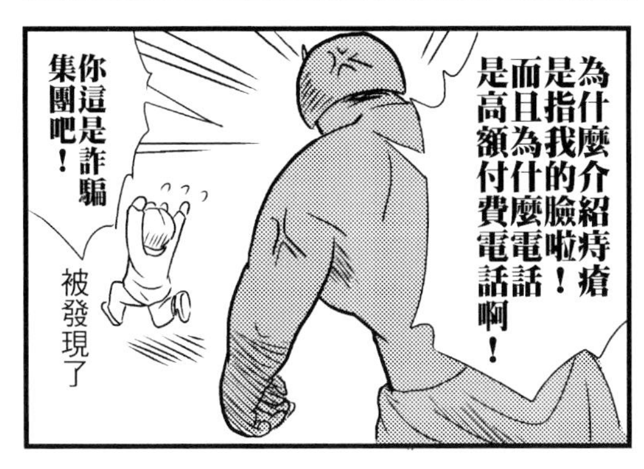

為什麼介紹痔瘡是指我的臉啦！而且為什麼電話是高額付費電話啊！
你這是詐騙集團吧！
被發現了

你就是病人吧

崔醫師，精神科都怎麼了解病人的啊？

你問得很好，除了觀察以外，我們可以問些問題來協助判斷。

是什麼樣的問題？能不能舉些例子看看？

比方說可以這樣問，古人鄭和曾經下西洋七次，不幸在其中一次死了，請問是哪一次？

…
好難喔
呃…我對歷史不太熟，你能不能舉別的問題？

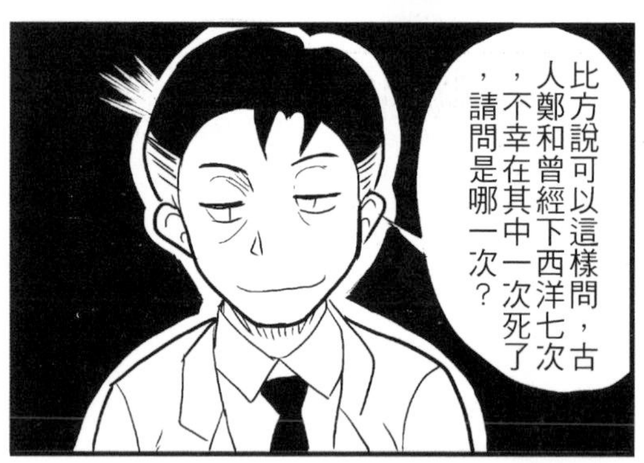

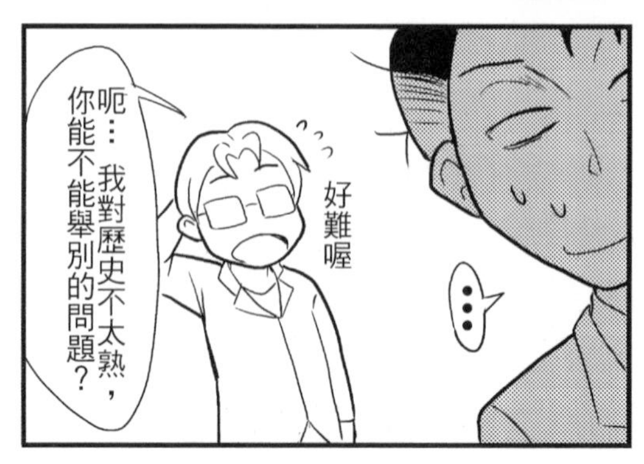

盲腸炎不難

咚

哇啊！

你怎麼穿著開刀房的衣服到處跑？發生了什麼事情？

救我！開刀房的護士剛剛說「你不要緊張，開盲腸炎不難。」

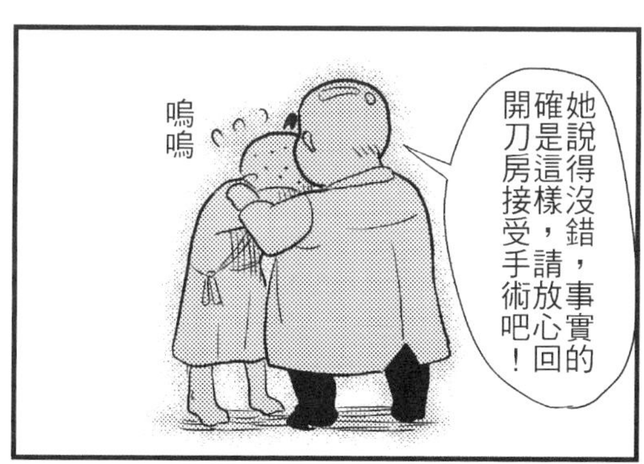

她說得沒錯，事實的確是這樣，請放心回開刀房接受手術吧！
嗚嗚

但護士是對著那位要幫我開刀的醫生說的……
…

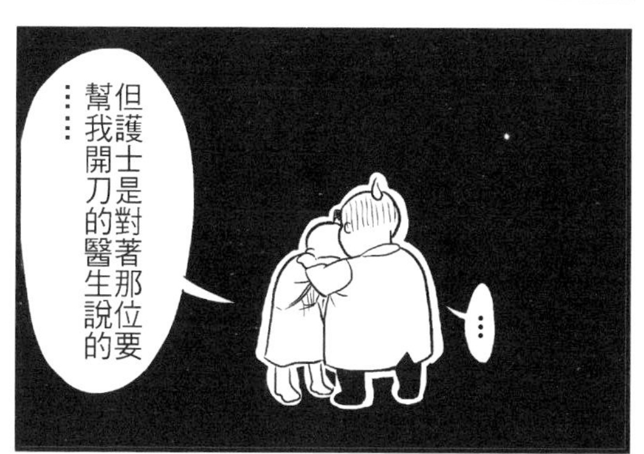

應急用

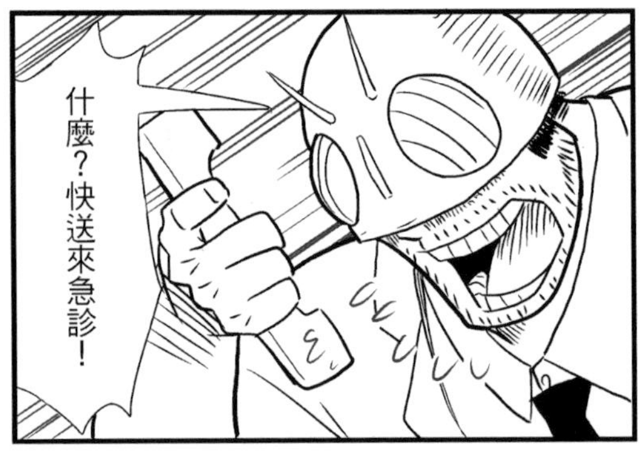

什麼？快送來急診！

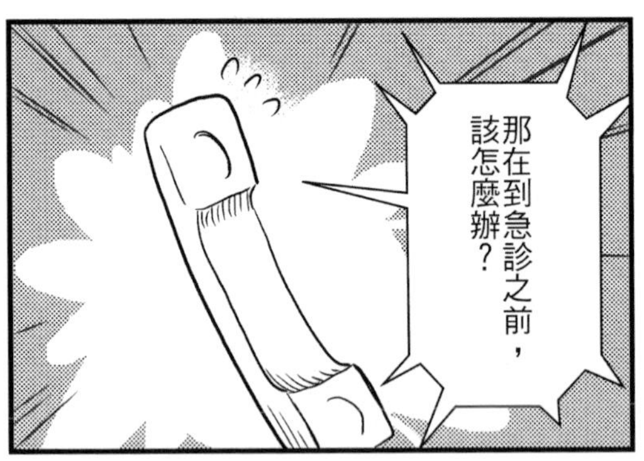

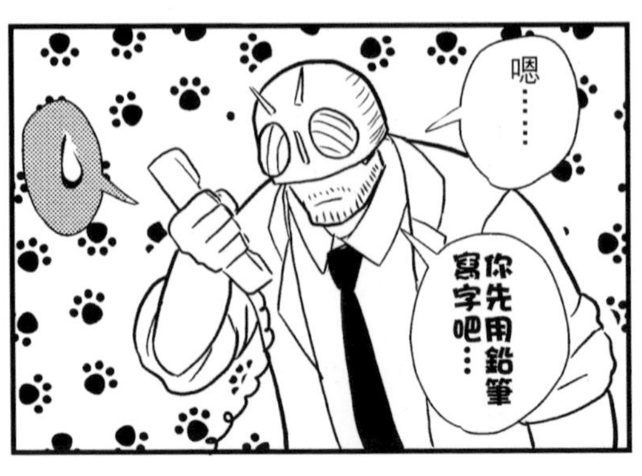

尾聲

什麼？已經到尾聲了嗎？這麼快?!

我已經沒日沒夜畫了一百則漫畫，快爆肝了。

無力飄

可是還沒畫到雷亞在醫院的英勇事蹟啊！
嘖!
碰!
雷亞應該只有搞破壞的事蹟吧。
兩元老師昏倒了…

漫畫最後，謝謝你購買這本漫畫。
台灣原創漫畫因你支持而茁壯。

最後我們也要一起露臉!!

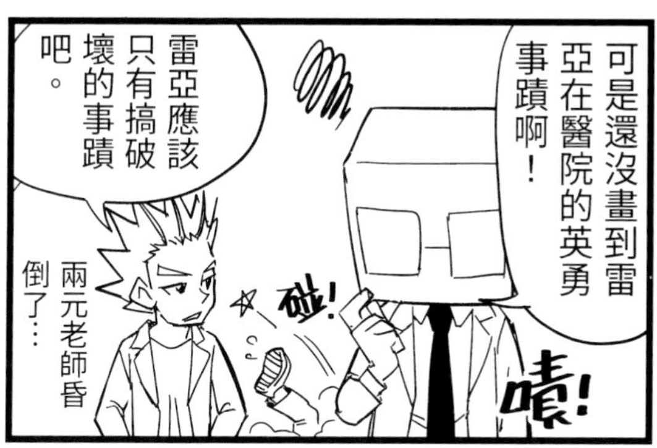

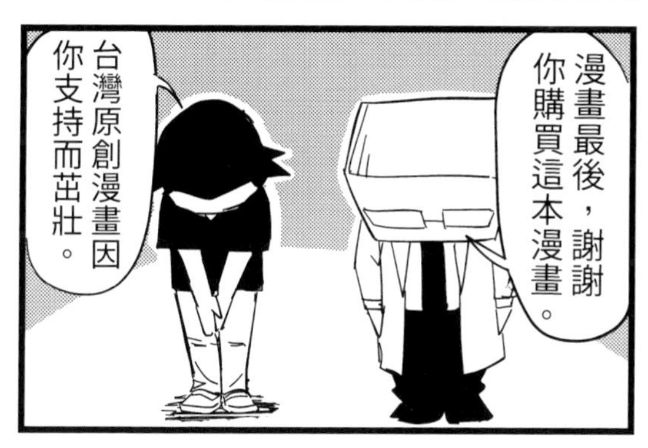

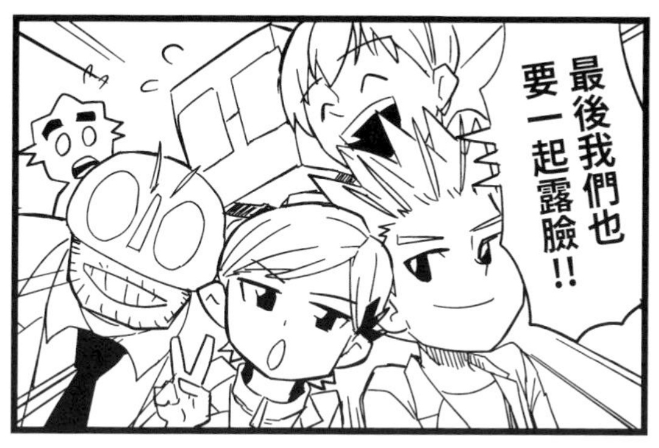

感謝觀賞

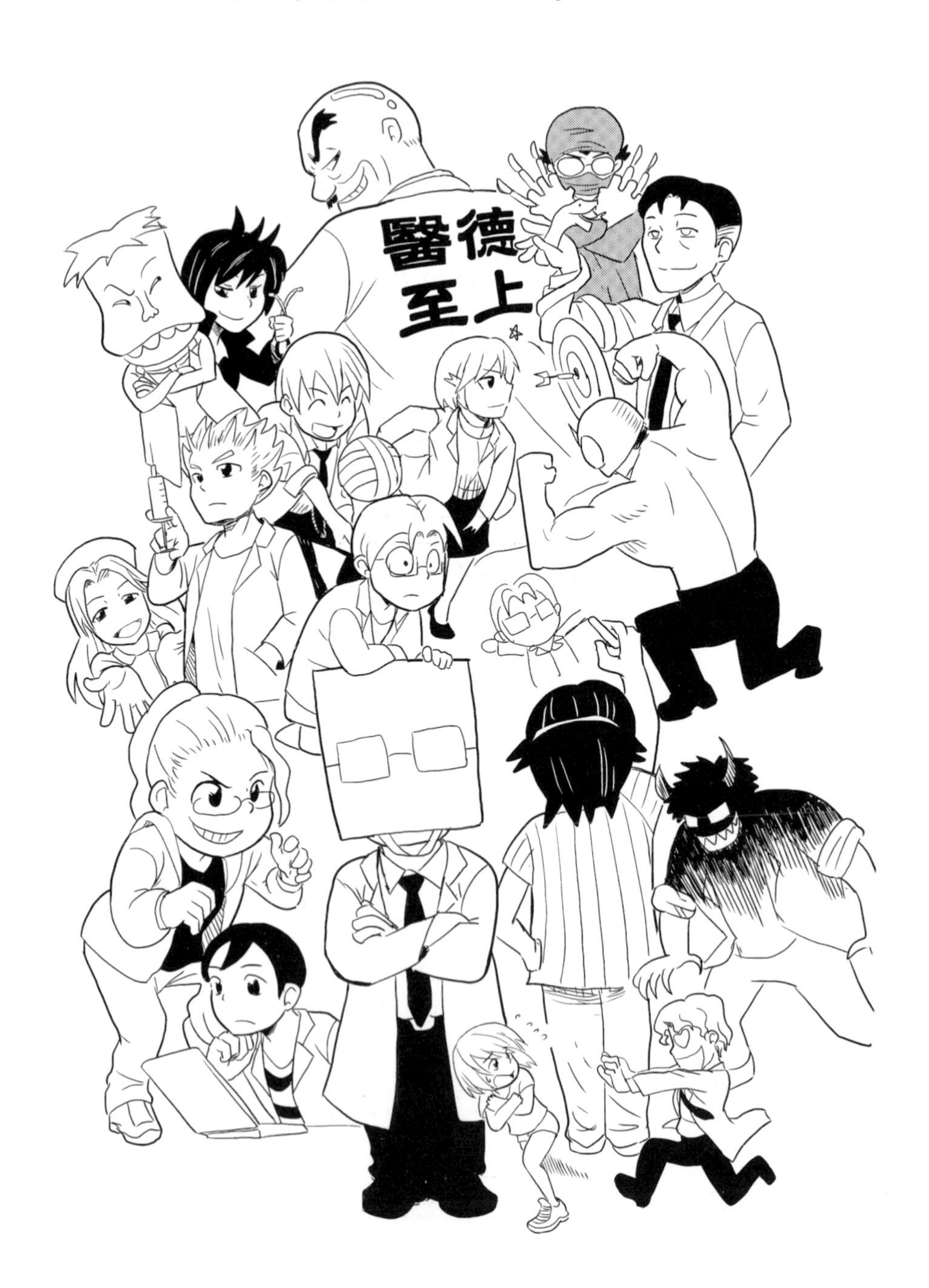

醫狂跨界：音樂主題曲

以前大學畫《醫院也瘋狂》的時候，心裡就一直期待著有一天《醫院也瘋狂》能有專屬主題曲。

後來當醫師後，漫畫幸運獲得文化部的肯定，正式出版發行了《醫院也瘋狂》，一些熱心的音樂界朋友和單位看到後，對於《醫院也瘋狂》很有興趣，也很熱心願意協助跨界音樂主題曲的領域。感謝 JV、酷米音樂和愚人夢想的協助，前後創作了快十首主題曲，其中同名主題曲《醫院也瘋狂》MV 更在 2015 年的臉書粉絲團創下近百萬人次觸及率，

謝謝大家讓《醫院也瘋狂》更「有聲有色」，也讓《醫院也瘋狂》除了用漫畫圖文描繪醫界酸甜苦辣之外，也能藉由音樂歌曲來述說台灣基層醫護人員的心聲。

大家用手機掃描 QR 碼就能欣賞《醫院也瘋狂》的各首主題曲喔！

《醫院也瘋狂》

《醫院鐵金剛》

《醫狂迎光》

《南丁格爾也哭泣之時》

防疫公益歌曲MV《抗疫一心》

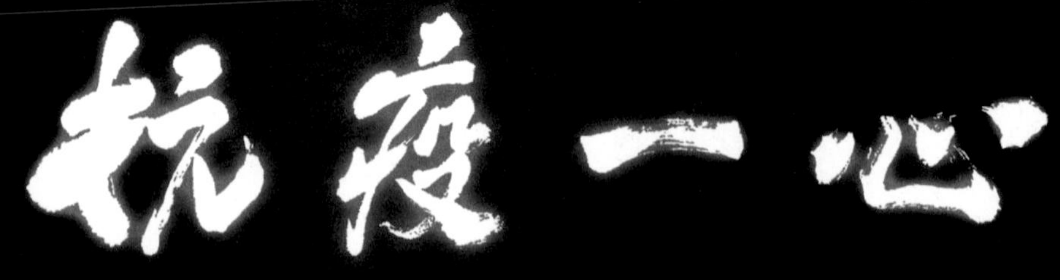

感謝黃崑林老師書法題字，感謝陳俊安藥師鋼筆題字
感謝眾多醫療和警消人員朋友提供照片

歌曲MV 

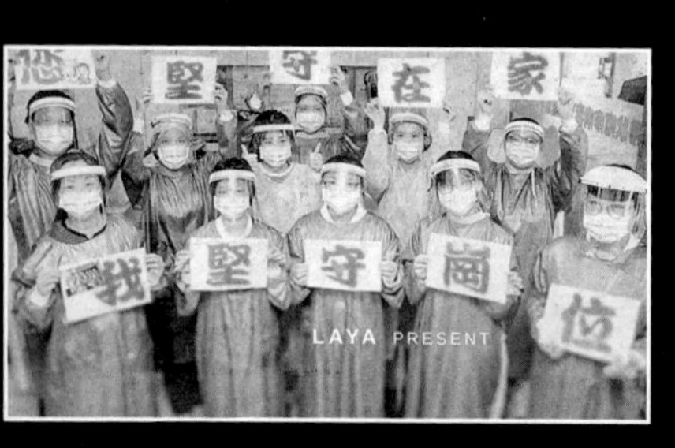

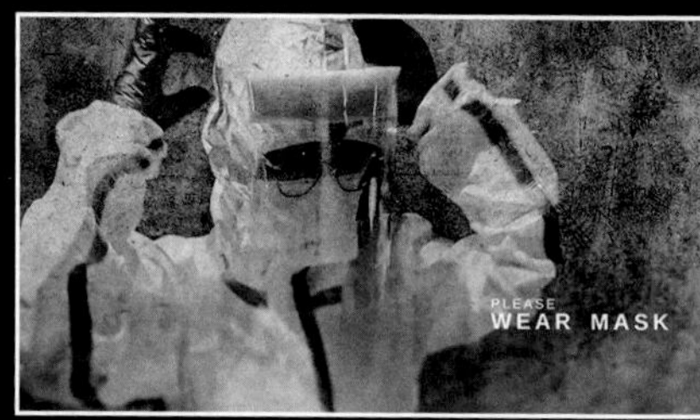

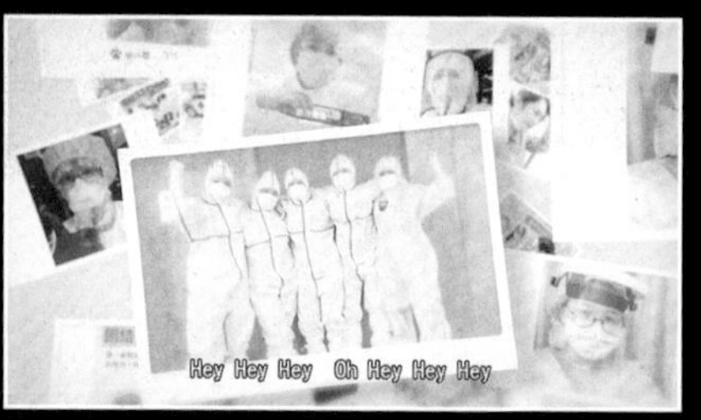

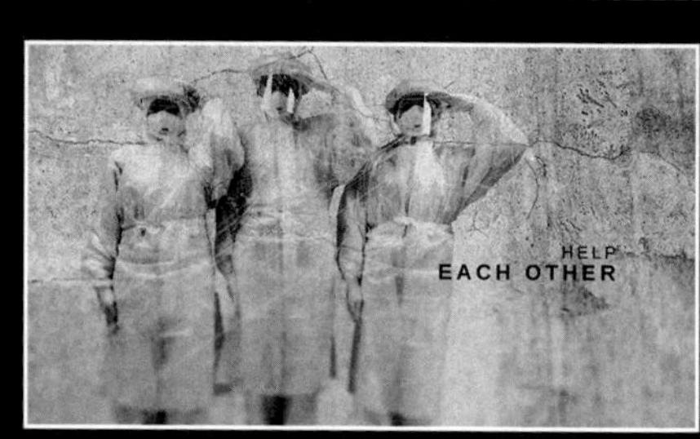

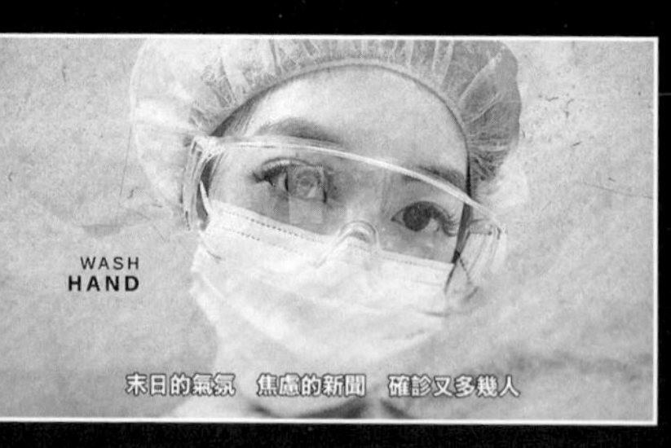

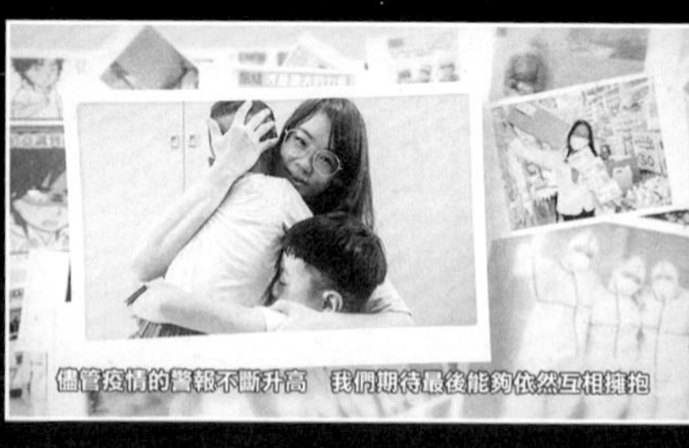

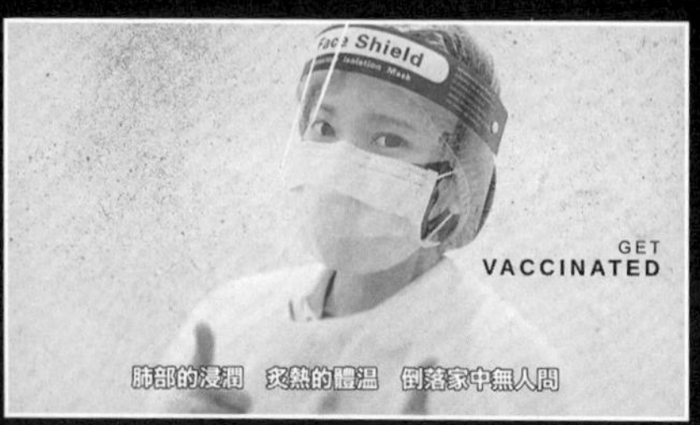

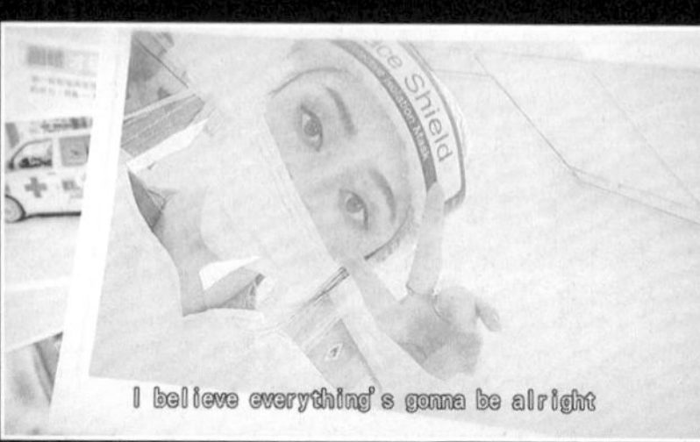

醫狂跨界：動畫化

《醫院也瘋狂》的實體漫畫迄今出版了 12 集，這十年來感謝許多不同領域的朋友熱心合作與協助，其中感謝無厘頭動畫和奈櫻熱心協助動畫化的部分，目前醫院也瘋狂已有短篇動畫 20 則，感謝大家的支持與鼓勵。

我們繼續努力，期待未來能有更多的跨界合作與發展。

《醫院也瘋狂》動畫

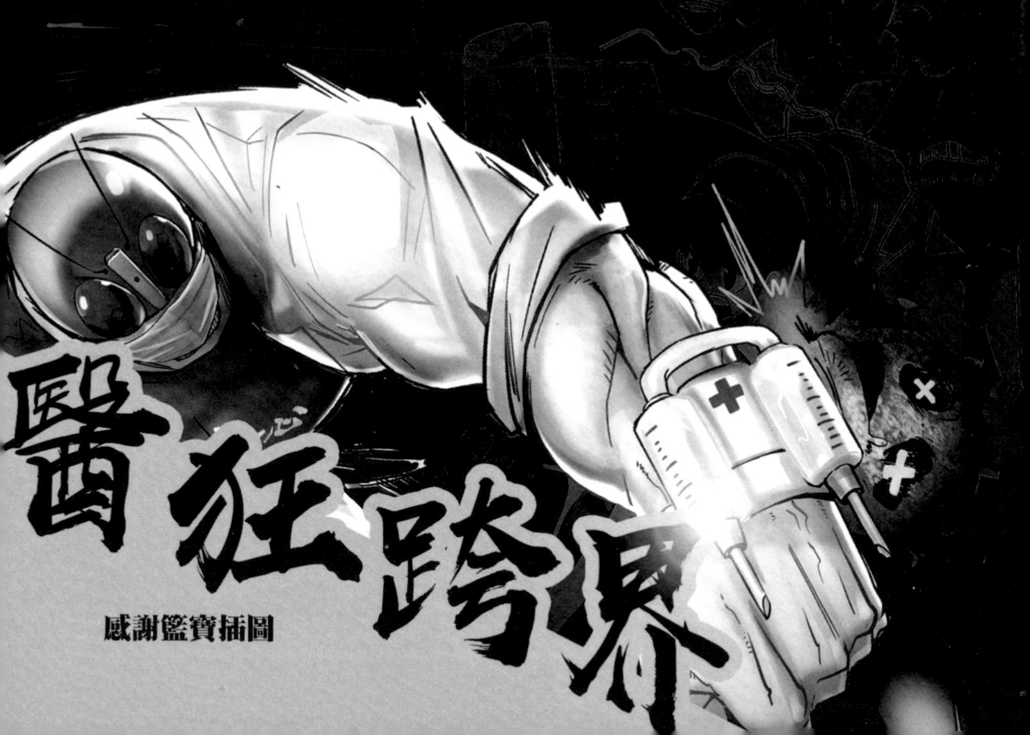

感謝鑑寶插圖

台灣漫畫最高榮譽

獲金漫獎首獎 作者感動落淚

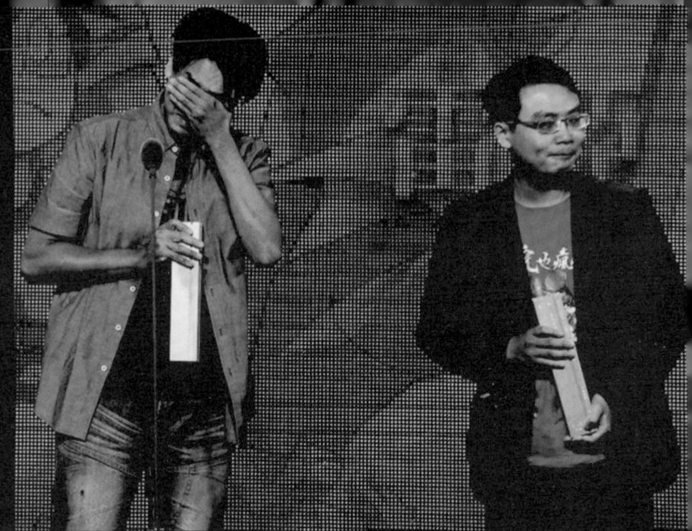

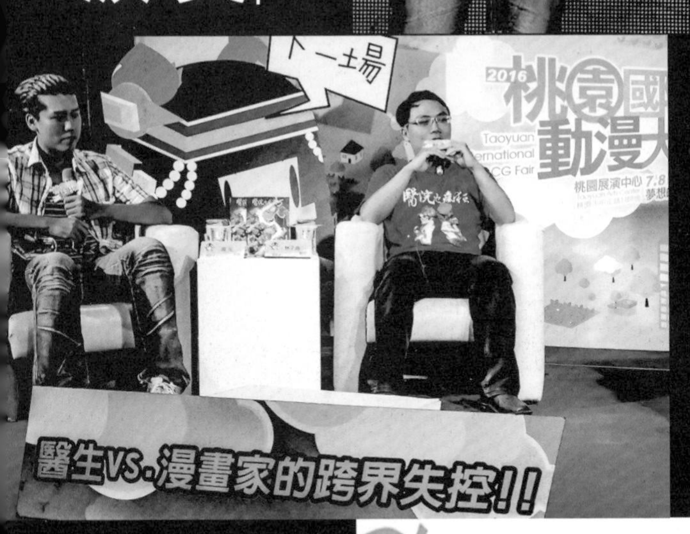

本土原創漫畫推廣

桃園國際 動漫大展

感謝各界合作鼓勵

跨界動畫影音 百萬人次觸及

蘋果即時

2016 | 蘋果足球 | 蘋果日報

台版黑傑克《醫院也瘋狂》 將推長篇動畫

20151221 12:25
元旦升旗落伍了 胸汗辣妹邀你來爬樓登高(0)

20151221 12:23
柯P就任周年自評 犯錯一張A4列不完(1378)

20151221 12:21
飛機維修影片超神 竟然用台語配音(0)

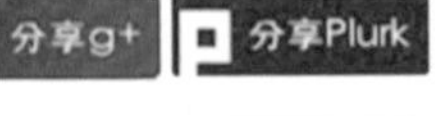

分享FB 分享g+ 分享Plurk

2015年12月11日22:43

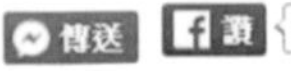

傳送 讚 366

《醫院也瘋狂》同名主題曲動畫MV 2015重製V1.0

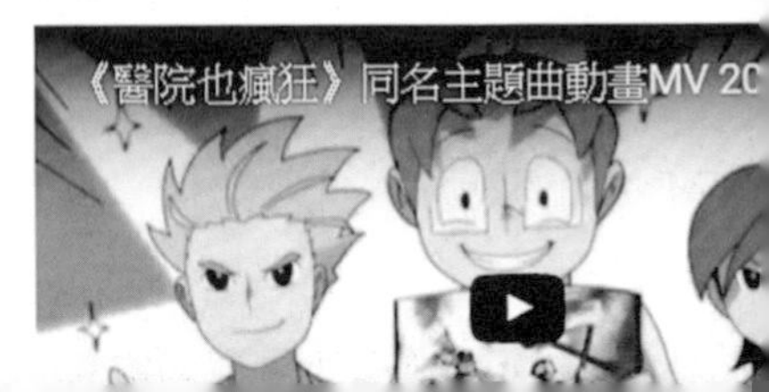

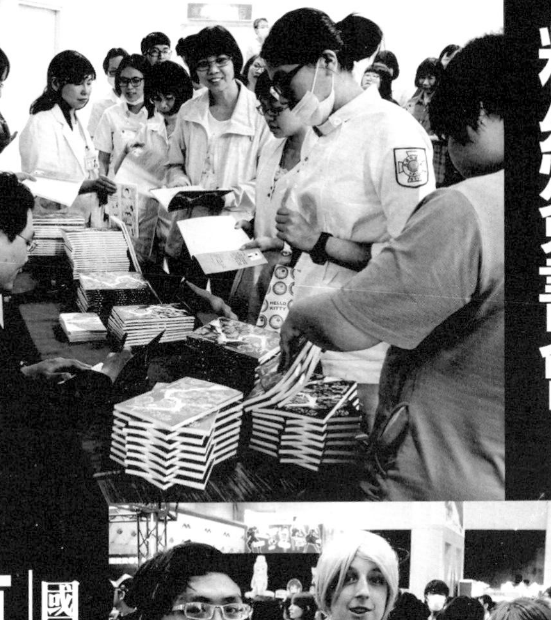

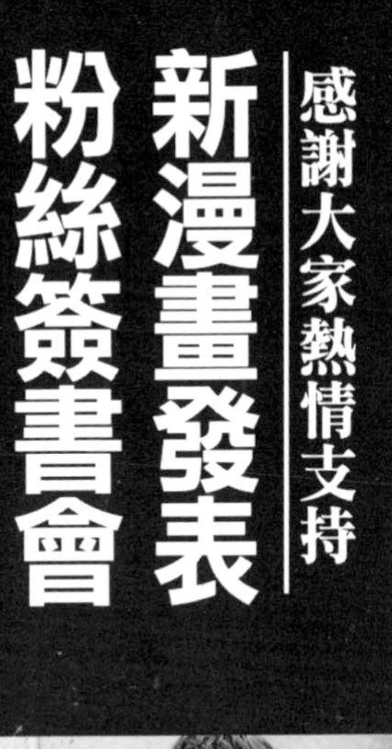

感謝大家熱情支持

新漫畫發表粉絲簽書會

國際交流為台爭光

東京國際動漫展

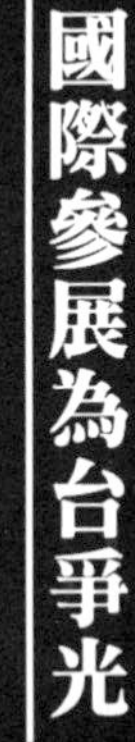

國際參展為台爭光

法國安古蘭國際漫畫節

義大利波隆那兒童書展

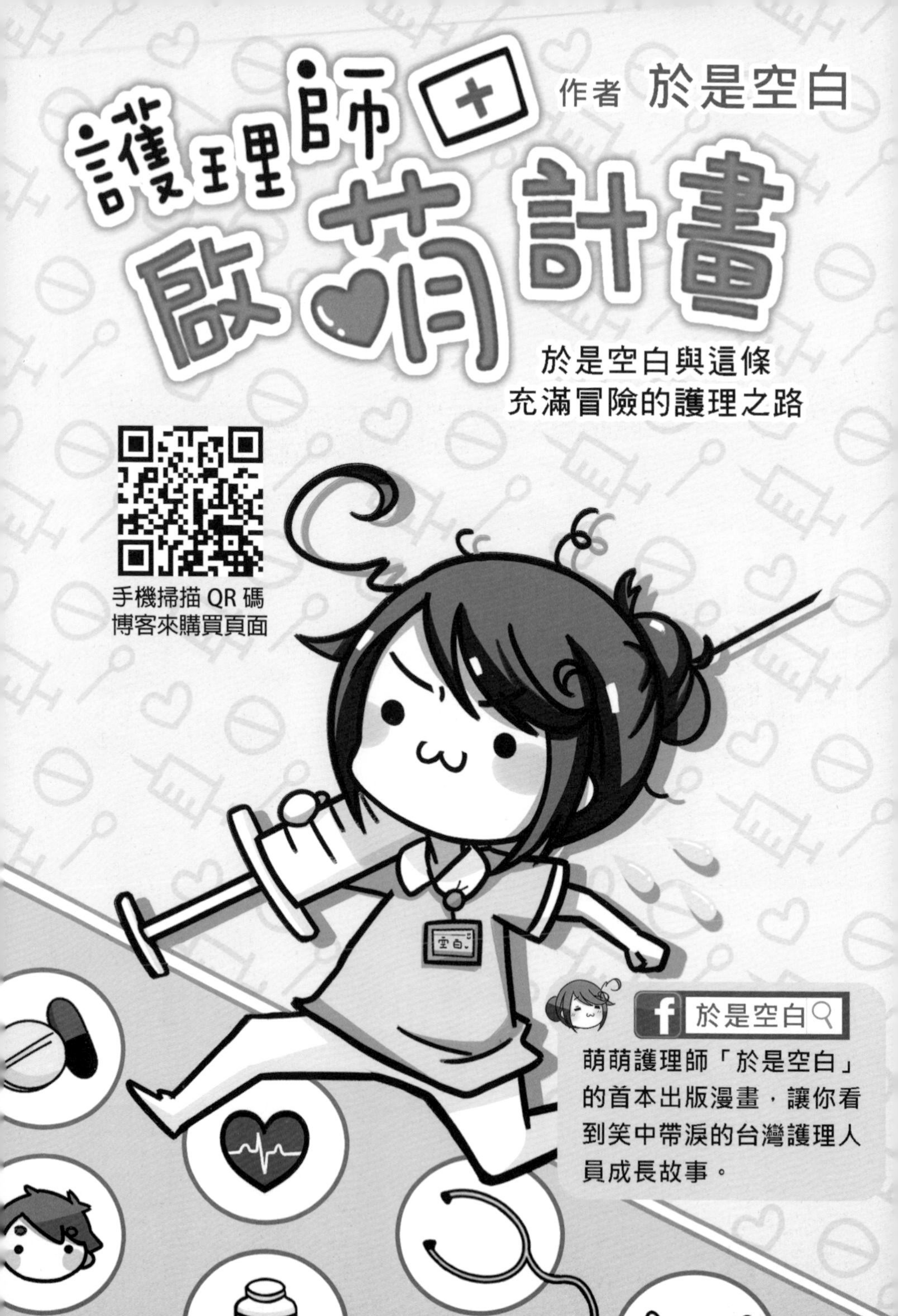
護理師
啟萌計畫
作者 於是空白
於是空白與這條
充滿冒險的護理之路
手機掃描 QR 碼
博客來購買頁面
空白。
於是空白
萌萌護理師「於是空白」的首本出版漫畫，讓你看到笑中帶淚的台灣護理人員成長故事。

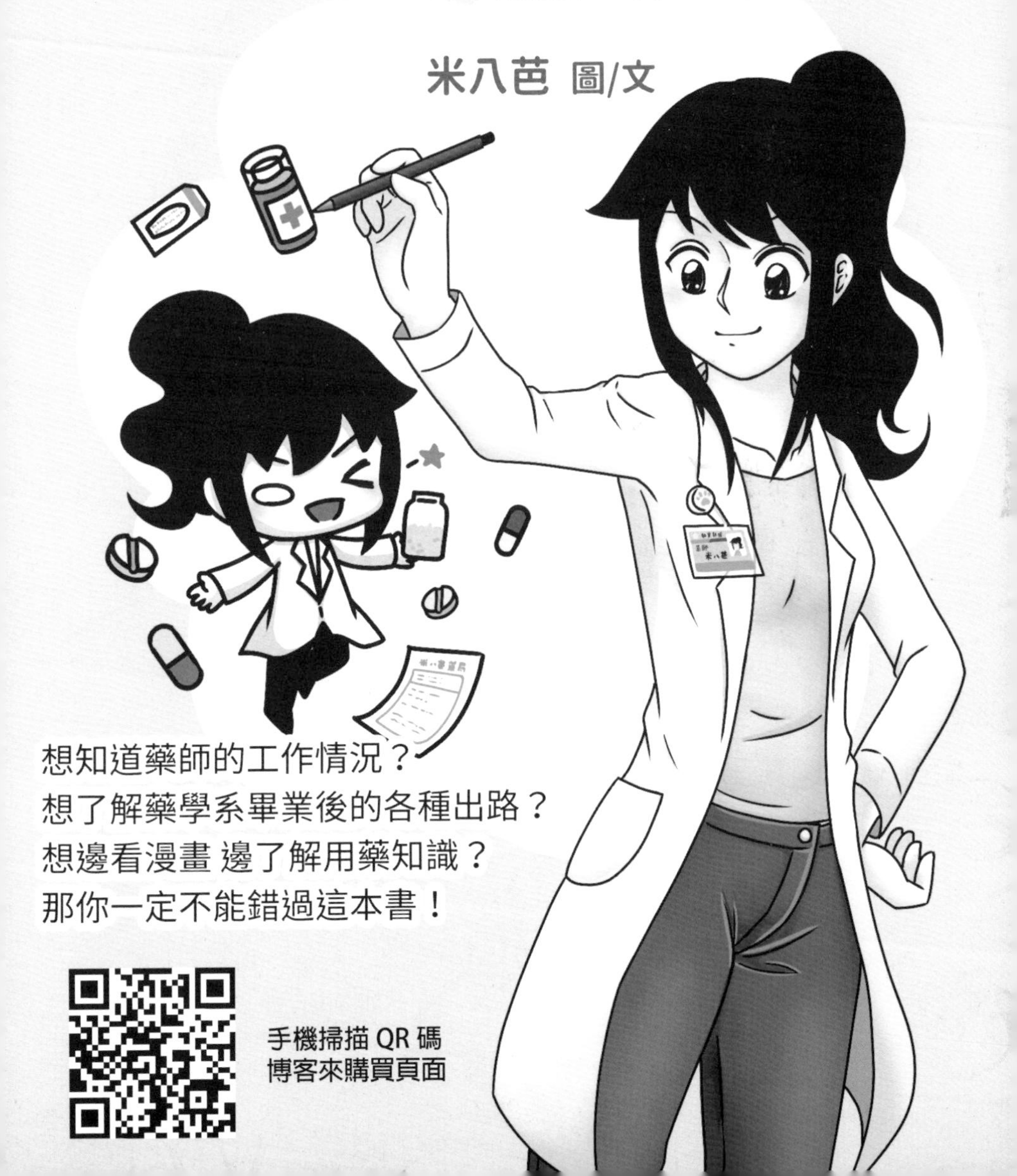

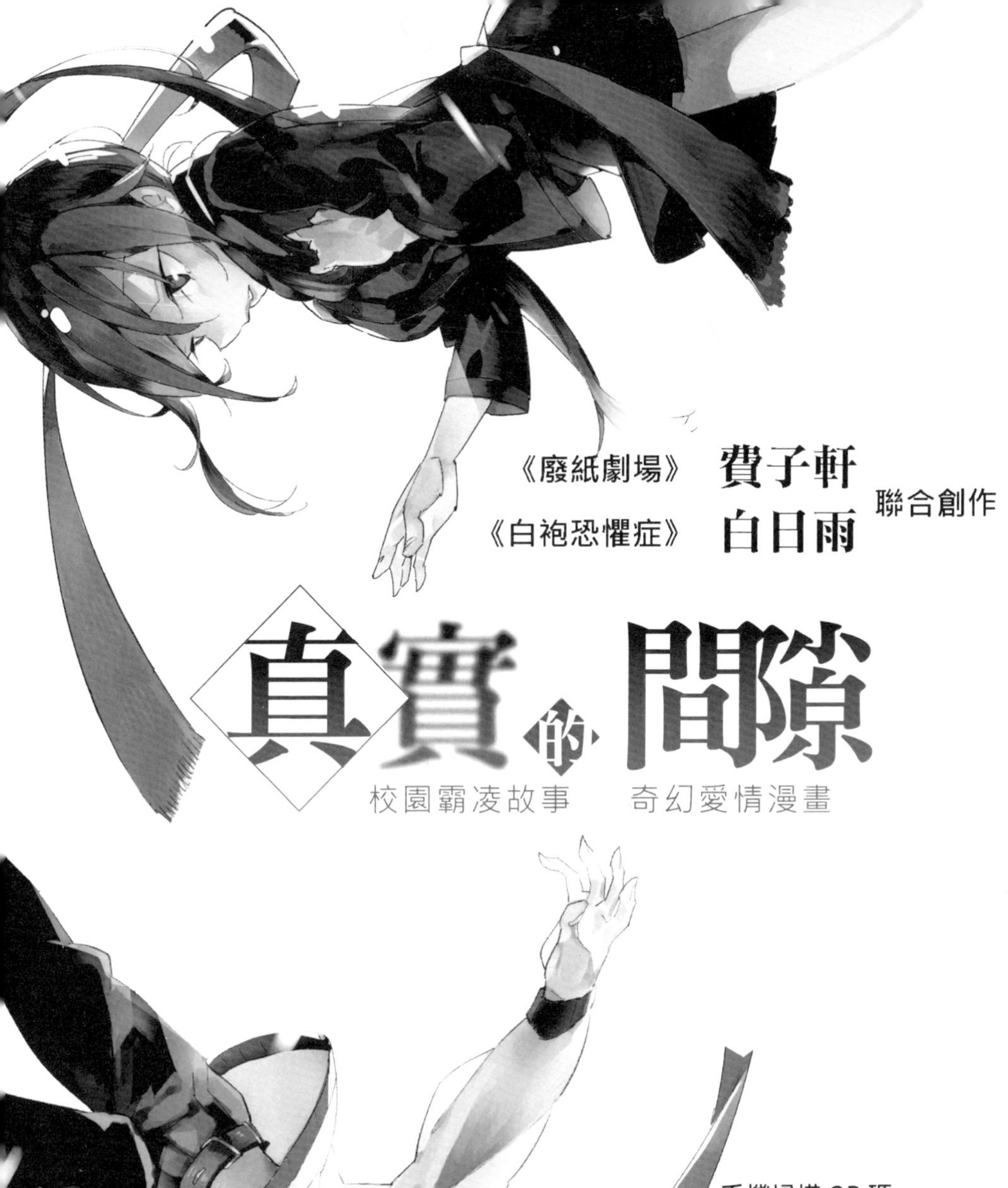

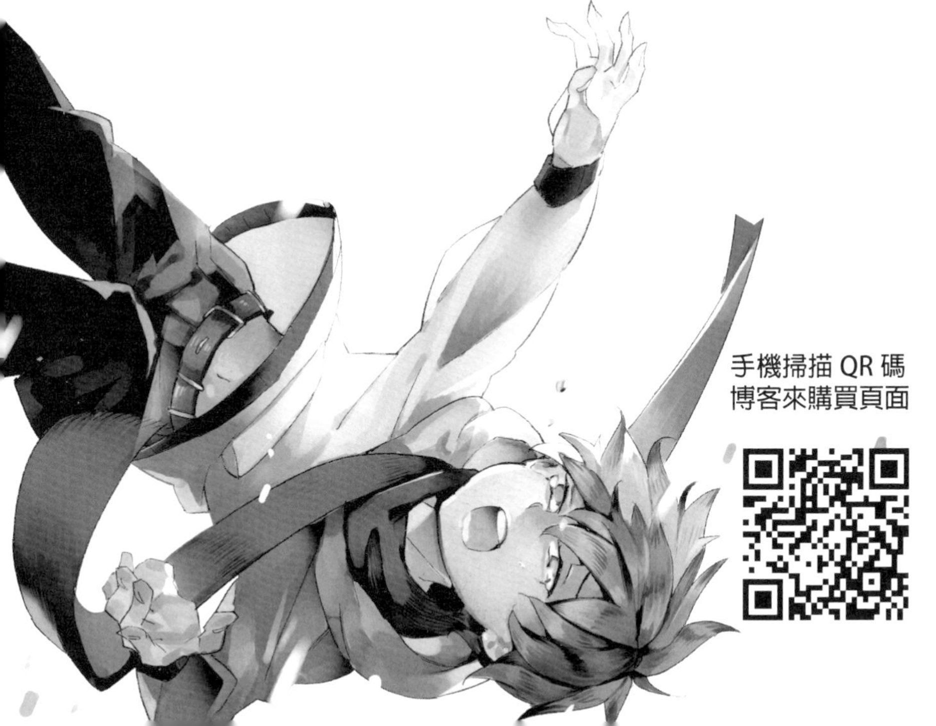

【好書推薦】

《失智不失志：專科醫師教你預防和改善失智症》

林子堯醫師、林典佑醫師 合著

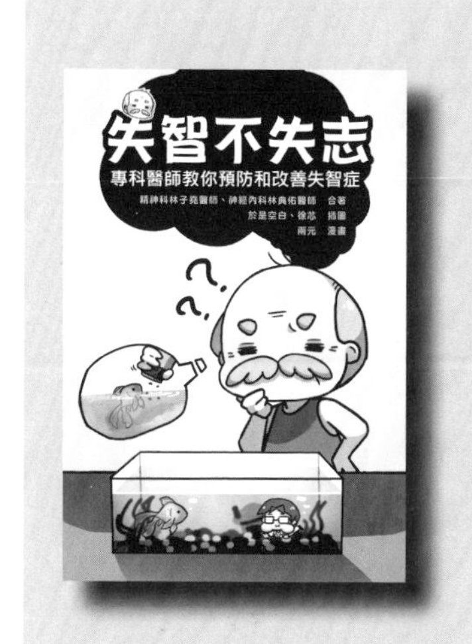

隨著醫學進步、人類壽命延長，世界各國紛紛邁入高齡化社會。失智症患者也越來越多，失智症不僅讓患者認知能力和自我照顧能力嚴重退化，一人罹病也會影響整個家庭和社會。目前失智症仍無法根治，因此防治重點應在於在年輕時候就學會保養之道，以及早期預防與治療。

手機掃描 QR 碼
博客來購買頁面

定價：350 元

《不要按紅色按鈕！醫師教你透視人性盲點》

林子堯醫師 著 / 徐芯 插圖 / 兩元 漫畫

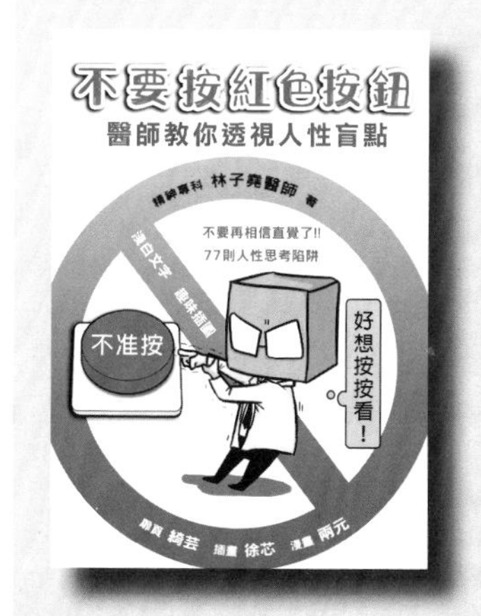

「為什麼有時候叫你不要做的事情反而越想做？」「為什麼有時候我們苦思問題時，暫時休息一下反而會有靈感？」

林醫師以醫學角度講解討論 77 個有趣的心理學現象，閱讀本書將會讓您對人性有更多瞭解。

手機掃描 QR 碼
博客來購買頁面

定價：350 元

書籍可至博客來、誠品、金石堂或白象文化 PChome 網路購買

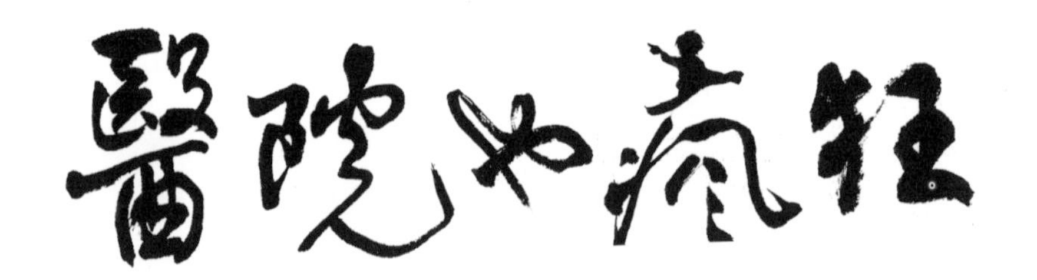

【出版】：林子堯

【作者】：雷亞（林子堯）、兩元（梁德垣）

【信箱】：laya.laya@msa.hinet.net

【臉書】：醫院也瘋狂

【官網】：https://www.laya.url.tw/hospital

【校對】：洪大、林組明

【書法】：黃崑林老師 / 書名題字、羅文鍵醫師 / 扉頁題字

【印刷】：先施印通股份有限公司（感謝蔡姊協助）

【經銷】：白象文化事業有限公司經銷部

經銷電話：04-22208589

經銷地址：(401) 台中市東區和平街 228 巷 44 號

【初版】：2013 年 10 月

【七刷】：2022 年 12 月

【定價】：新台幣 150 元

【ISBN】：978-957-43-0851-4

台灣原創醫療漫畫，多年血汗辛苦創作